Dr. Jochen Süss

Zecken

Was man über FSME und Borreliose wissen muss

Dr. Jochen Süss

Zecken

Was man über FSME und Borreliose wissen muss

- Prophylaxe
- Impfung
- neueste Behandlungsmethoden

IRISIANA

IRISIANA

Die Inhalte des Buches wurden vom Verfasser nach bestem Wissen erstellt und mit größtmöglicher Sorgfalt geprüft. Sie bieten jedoch keinen Ersatz für eine kompetente medizinische Beratung. Weder Autor noch Verlag können für eventuelle Nachteile oder Schäden, die aus den im Buch gegebenen Hinweisen resultieren, eine Haftung übernehmen.

Bibliografische Information der Deutschen Bibliothek:
Die Deutsche Bibliothek verzeichnet diese Publikation
in der Deutschen Nationalbibliografie; detaillierte bibliografische Daten
sind im Internet unter http://dnb.ddb.de abrufbar.

Textredaktion: Dr. Olaf Kahl, Berlin
Umschlaggestaltung: Weiss / Zembsch / Partner,
Werkstatt München unter Verwendung eines Motivs von Mauritius
Produktion: Inga Tomalla
Satz: EDV-Fotosatz Huber, Verlagsservice G. Pfeifer, Germering
Druck und Bindung: Ebner & Spiegel, Ulm
Printed in Germany

ISBN: 978-3-7205-5006-2

Inhalt

Vorwort 9

Zecken – Ektoparasiten, Blutsauger und Krankheitsüberträger 12

Schildzecken und Lederzecken 13

Der Gemeine Holzbock (Ixodes ricinus) 16

Die ewige Kontroverse – Zeckenstich oder Zeckenbiss? 24

Übertragung von Krankheitserregern durch Schildzecken 27

Human- und veterinärmedizinisch wichtige Zeckenarten . . . 29

Wie fängt man Schildzecken im Freiland? 32

Bakterielle Erkrankungen 34

Die Lyme-Borreliose – eine vielgestaltige Erkrankung 34

Eine kurze Entdeckungsgeschichte 35

Klinische Zeichen und Krankheitsphasen der Lyme-Borreliose 36

Lyme-Borreliose und Schwangerschaft 41

Lyme-Borreliose und Blutspenden 41

Wie wird eine Lyme-Borreliose diagnostiziert? 42

Wie wird die Lyme-Borreliose behandelt? 45

Ist man nach einer Lyme-Borreliose immun gegen eine erneute Erkrankung? 49

Gibt es Impfstoffe gegen Lyme-Borreliose? 50

Wo tritt die Lyme-Borreliose auf? 51

Wie stark sind Zeckenpopulationen mit Lyme-Borrelien durchseucht? 53

Wie hoch ist das Risiko, durch den Stich einer borrelienhaltigen Zecke zu erkranken? ... 54
Können auch andere Blutsauger als Zecken (z.B. Insekten) Lyme-Borrelien übertragen? ... 56
Prophylaktische Antibiotikagabe nach Zeckenstich? ... 56

Andere durch Zecken übertragene bakterielle Erkrankungen ... 58
Anaplasmose/Ehrlichiose ... 58
Rickettsiosen ... 59
Q-Fieber ... 60
Hasenpest (Tularämie) ... 61

Virale Erkrankungen ... 63

Frühsommer-Meningoenzephalitis (FSME) ... 63
Erreger ... 63
Kurze Entdeckungsgeschichte ... 64
Die Erkrankung ... 64
Wie wird eine FSME nachgewiesen (Diagnostik)? ... 66
Ist man nach einer FSME-Erkrankung immun? ... 68
Wo kommt die FSME vor und wie verändern sich die Risikogebiete? ... 69
FSME-Risikokarten – Wie entstehen sie, wie zuverlässig sind sie? ... 83

Andere durch Zecken übertragene Viruskrankheiten ... 88
Louping-Ill-Krankheit ... 88
Kyasanur-Wald-Fieber ... 89
Krim-Kongo-(hämorrhagisches) Fieber ... 89
Omsker Hämorrhagisches Fieber ... 90
Colorado-Zeckenfieber ... 90

Parasitosen nach Zeckenstich ... 91

Babesiose ... 91

Mehrfach- und Mischinfektionen 92

Haben die durch Zecken übertragenen Krankheiten zugenommen? 93

Durch Zecken übertragene Krankheiten der Haus- und Nutztiere 95

Lyme-Borreliose 95
Diagnostik und Klinik 95
Impfstoff gegen Lyme-Borreliose beim Hund 96

Frühsommer-Meningoenzephalitis 97
FSME beim Hund 97
FSME bei Wiederkäuern 98
FSME beim Pferd 98
FSME bei Affen 99

Weitere von Zecken auf Tiere übertragene Erkrankungen 99
Babesiose beim Hund 99
Anaplasmose beim Hund 99
Q-Fieber 100

Prophylaktische Maßnahmen gegen Zeckenstiche und gegen bestimmte von Zecken übertragene Erkrankungen 101

Zeckenstichprophylaxe 101
Können Zecken im Freiland erfolgreich bekämpft werden? . . 102
Zeckenabwehrende Mittel (sog. Repellents) 107
Was tun, wenn man an sich eine saugende Zecke entdeckt? (Zeckenzangen, Pinzetten, Eisspray, Fingernägel, Skalpell) 108

Wie sinnvoll ist ein Erregernachweis bei vom Menschen abgenommenen Zecken? 111

FSME-Schutzimpfung (Immunprophylaxe) 113
Wer sollte geimpft werden? 113
FSME-Impfstoffe – woraus bestehen sie? 114
Impfstoffe für Erwachsene 116
Impfstoffe für Kinder – ab wann wird geimpft? 116
Standard-Impfverfahren 117
Schnelle Impfverfahren 117
Passive Immunisierung 118
Schutzimpfung älterer Menschen – was ist besonders zu beachten? 119
Wie lange hält der Impfschutz an? 120
Welche Impfreaktionen (unerwünschte Nebenwirkungen) sind zu erwarten? 121
Wie hoch ist der Impfschutz gegen FSME in der deutschen Bevölkerung? 122
»Zeckenimpfung«, gibt es das? 123

Schlusswort 125

Anhang 126

Glossar 126

Adressen 135

Meldepflichten 136

Forschung, Wissenschaft, Kongresse und Datenaustausch . . . 136

Weiterführende Literatur 137

Bildnachweis 138

Zum Autor 139

Register 140

Vorwort

Zecken und durch Zecken übertragene Krankheiten entwickeln sich in Deutschland und Europa für den Menschen und seine Haustiere zu einem immer größeren gesundheitlichen Problem. Wird umgangssprachlich von Zecken gesprochen, ist in erster Linie der Gemeine Holzbock (wissenschaftlicher Name: *Ixodes ricinus*) gemeint, der als Überträger für die meisten in Mitteleuropa von Zecken auf den Menschen und auf Haustiere übertragenen Krankheitserreger auftritt. Die mit Abstand wichtigsten Krankheiten in diesem Zusammenhang sind die bakterielle Lyme-Borreliose und die virale Frühsommer-Meningoenzephalitis (FSME).

Grund zur Panik besteht jedoch nicht. Unser heutiges Wissen über die Biologie dieser Zeckenart und über ihr Verhalten – speziell ihr Wirtssuchverhalten – versetzt uns in die Lage, Zeckenstichen wirksam vorzubeugen. Außerdem haben wir Mittel und Methoden zur Hand, die mit Zeckenstichen einhergehenden Gesundheitsrisiken zu minimieren. Im Krankheitsfall helfen uns moderne Nachweisverfahren und optimierte Therapien, die betreffende Krankheit zu erkennen bzw. die Gesundheit im Regelfall wiederherzustellen. Moderne Verfahren der Impfstoffentwicklung haben zu hochwirksamen und sicheren Impfstoffen geführt, die zur Verhinderung einer FSME geeignet sind, wenn sie rechtzeitig und richtig eingesetzt werden. Durch breiten Einsatz der FSME-Impfung ist es möglich, die Häufigkeit der Erkrankung entscheidend zu senken, wie das Beispiel Österreich eindrucksvoll gezeigt hat. Dies ist umso wichtiger, da dem

Patienten nach Ausbruch der Erkrankung nicht kausal geholfen werden kann.

Um Zeckenstichen durch angemessenes Verhalten und gegebenenfalls auch durch Zeckenabwehrmittel (Repellents) wirksam vorzubeugen, um einer FSME-Erkrankung in gefährdeten Gebieten wirksam zu begegnen und um etwaige gesundheitliche Probleme mit einem Zeckenstich in Verbindung zu bringen und damit dem Arzt die Suche nach der Ursache gegebenenfalls zu erleichtern, ist Wissen erforderlich. Dieses Wissen zu vermitteln, ist das Ziel des hier vorgelegten Ratgebers. Er möchte auch eine Brücke bauen zwischen der Fachsprache der Spezialisten und dem Informationsbedürfnis der breiten Öffentlichkeit und von bereits Betroffenen. Er soll den Menschen, die sich und ihre Familien vorbeugend vor Zeckenstichen und den damit einhergehenden Infektionsrisiken schützen möchten, sinnvolle und wirksame Verhaltensregeln zur Hand geben. Er will, kann und soll im Fall des Falles den Gang zum Arzt nicht ersetzen, soll Betroffene aber in die Lage versetzen, dem Arzt wichtige Tatsachen mitzuteilen bzw. die richtigen Fragen zu stellen. Er soll dem interessierten Leser nach Vermittlung dieses Grundwissens auch helfen, weiterführende und hier zum Teil aufgeführte Spezialliteratur besser für sich nutzen zu können. Auch auf mögliche Auswirkungen der durch Zecken übertragenen Krankheiten auf Haus- und Nutztiere und andere häufig gestellte Fragen wird eingegangen. Es ist nicht das Ziel dieses kompakt gehaltenen Ratgebers, klinische und therapeutische Spezialfragen zu behandeln. In jedem Fall wird Ihnen jedoch das Glossar am Ende des Buches eine wertvolle Ergänzung bei der Lektüre sein.

Durch diesen Ratgeber soll uns auch vor Augen geführt werden, wie komplex, hoch differenziert und wundervoll effektiv diese Lebewesen sind, die die Evolution in Gestalt der Zecken hervorgebracht hat und mit welch raffinierten Tricks und Möglichkeiten sie ihr biologisches Programm verwirklichen, denn es ist erkennbar, dass der Gemeine Holzbock und einige andere Zecken äußerst flexibel auf diverse Änderungen in ihrer Umwelt reagieren (z.B. Anstieg der durchschnittlichen Temperatur). Dies zeugt von der hohen Effektivität und Anpassungsfähigkeit der Zecken, was trotz aller Ängste im Umgang mit ihnen doch auch Faszination abringt.

Jochen Süss

Zecken – Ektoparasiten, Blutsauger und Krankheitsüberträger

Zecken sind Spinnentiere und gehören im engeren Sinn zur Gruppe der Milben, nicht zu den Insekten. Sie saugen als sog. *Ekto*parasiten Blut, Lymphe und Gewebebrei (d.h., sie suchen nicht wie *Endo*parasiten das Innere des Wirtskörpers auf!) und können dabei Krankheitserreger aufnehmen und auf Mensch und Tier übertragen.

Die ökonomischen Schäden, die weltweit jährlich durch Zecken sowohl durch die Übertragung von Erregern als auch durch ihr Blutsaugen hauptsächlich an Rindern hervorgerufen werden, beziffert die FAO (Food and Agriculture Organization) (1984) mit 7 Milliarden Dollar. Damit ist das ungeheure Ausmaß des Zeckenproblems erkennbar.

Zecken sind sicherlich schon seit langen Zeiten lästige Begleiter der Landwirbeltiere. Im mehr als 50 Mio. Jahre alten baltischen Bernstein wurden eingeschlossene Zecken entdeckt, die unserem Gemeinen Holzbock sehr ähneln. Zecken gibt es aber mindestens schon seit 100 Mio. Jahren. Weltweit kommen etwa 850 verschiedene Arten von Zecken vor, von denen aber längst nicht alle von Bedeutung für die Human- und Veterinärmedizin sind. Für die folgenden Betrachtungen sind nur wenige in Mitteleuropa vorkommende Arten wichtig.

Zecken gibt es seit mindestens 100 Mio. Jahren. Weltweit existieren ca. 850 Zeckenarten.

Zecken haben weltweit große Bedeutung bei der Übertragung von Krankheitserregern auf Mensch und Tier. Wichtige von Zecken übertragene Krankheitserreger kommen einmal aus der großen Gruppe der Bakterien. Am wichtigsten sind die Borrelien (Familie Spirochäten, Gattung *Borrelia*), insbesondere Lyme-Borrelien, die die in den nördlich gemäßigten Klimazonen (Nordamerika, Europa, asiatischer Teil Russlands) weit verbreitete

Lyme-Borreliose auslösen. Ebenso wichtig ist die große Gruppe der Viren, wobei in Europa und Asien das Virus der Frühsommer-Meningoenzephalitis (FSME) von zentraler Bedeutung ist, da es schwere Erkrankungen des Zentralen Nervensystems auslösen kann. An dritter Stelle zu nennen sind einzellige Parasiten wie z.B. die Babesien (Gattung *Babesia*, Verwandte der Malariaerreger), die in Europa u.a. als Krankheitserreger bei Hunden (»Hundemalaria«) und Rindern, aber nur selten beim Menschen auftreten.

Schildzecken und Lederzecken

Fast alle Zeckenarten werden zwei großen Gruppen (sog. Familien) zugeordnet, den Schildzecken (wissenschaftlich: Ixodidae) oder den Lederzecken (wissenschaftlich: Argasidae). In beiden Familien gibt es Arten, die ein breites Wirtsspektrum haben (Generalisten) und andere, die ihr Vorkommen, ihr Verhalten und ihren Lebenszyklus auf ganz bestimmte Wirtsarten abgestimmt haben (Spezialisten). Vertreter beider Familien treten als Überträger wichtiger Krankheitserreger auf Mensch und Tier in Erscheinung.

Während bei Schildzecken auf das Eistadium die Larve, dann die Nymphe und darauf die erwachsene Zecke folgt (Abb. 1), machen Lederzecken mehrere Nymphenstadien durch. Ferner legen Lederzeckenweibchen ihre Eier nach jeweils einer nur mäßig umfangreichen Blutmahlzeit in einigen Schüben von nur mehreren Hundert ab. Schildzeckenweibchen dagegen legen nach einer äußerst umfangreichen Blutmahlzeit nur einmalig Eier ab, dann allerdings gleich in der Regel mehr als 1000, bei einigen Arten sogar mehr als 10.000. So kommen Schildzecken auf nur zwei (die Männchen) oder drei (die Weibchen) ausgiebige Blutmahlzeiten, Lederzecken dagegen durchaus auf 8 – 10, da jedes Nym-

Abb. 1: Die verschiedenen Entwicklungsstadien des Gemeinen Holzbocks
Ein mit Blut vollgesogenes Weibchen legt Eier ab (a). Aus den Eiern schlüpfen kleine, sechsbeinige Larven (b). Diese entwickeln sich nach einer Blutmahlzeit und häuten sich zur achtbeinigen Nymphe (c). Nach der Blutmahlzeit der Nymphe entstehen die erwachsenen männlichen (d) und weiblichen (e) Tiere. Es ist erkennbar, dass bei den Männchen der gesamte Hinterleib von einem Schild bedeckt ist, bei den Weibchen nur ein Teil. Jedes Entwicklungsstadium wird von oben (links) und unten gezeigt.
(Fotos: J. Süss)

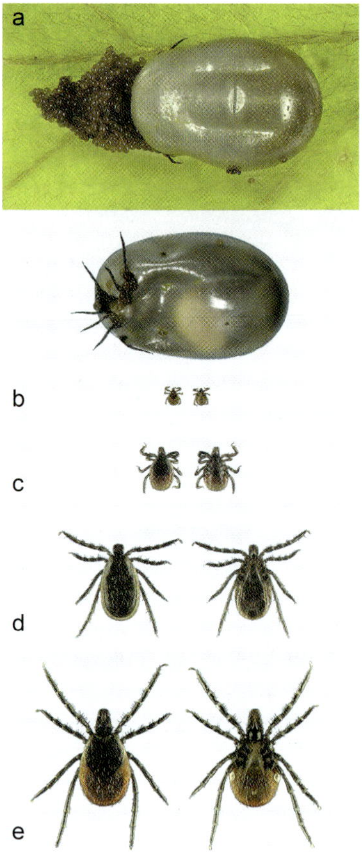

phenstadium eine Blutmahlzeit aufnimmt und das Weibchen zwischen den Eiablagen auch jeweils einen Wirt befällt. Die hohe Anzahl an Blutmahlzeiten und die ausgeprägte Hungerfähigkeit zwischen den Blutmahlzeiten (bis zu 3 – 5 Jahren sind keine Ausnahme) bedingt bei einigen Lederzeckenarten, dass sie bis zu 10 oder sogar 15 Jahre alt werden können.

Die aus medizinischer Sicht besonders wichtige Zecke, der über weite Teile Europas verbreitete einheimische Gemeine Holzbock, ist eine Schildzecke, sichtbar an dem mehr oder weniger großen Rückenschild (Abb. 1). Seine wissenschaftliche Bezeichnung, *Ixodes ricinus*, nimmt Bezug auf die äußere Ähnlichkeit des mit Blut vollgesogenen Weibchens mit dem Samen der Rizinus-Pflanze (Abb. 1).

Alle Zeckenarten sind mit sehr effektiven Sinnesorganen ausgerüstet und zu erstaunlichen Sinnesleistungen fähig. Sie nehmen schon aus der Distanz wahr, wenn sich ein Wirt nähert. Wahrgenommen werden Erschütterungen, Temperaturänderungen und auch chemische Reize wie z.B. Kohlendioxid (CO_2) oder andere Ausdünstungen von Mensch und Tier. Enorme physiologische Leistungen werden von vielen Zecken erbracht, so auch dem Gemeinen Holzbock, wenn sie z.B. zwischen den Blutmahlzeiten sehr lange Zeiten hungern können, indem sie ihren Stoffwechsel für lange Phasen auf äußerste Sparsamkeit trimmen. Aber wie schaffen sie es während dieser Zeit, die unvermeidlichen Wasserverluste an die umgebende Atmosphäre zu kompensieren? Trinken können sie nicht. Die Lösung ist, dass sie in diesen Phasen mithilfe eines Wasser anziehend wirkenden (hygroskopischen) Speichelsekretes Wasserdampf aus der umgebenden Luft aufnehmen, wenn die relative Luftfeuchte mindestens 80 – 85% beträgt. Befinden sie sich auf einem Wirt und saugen sie Blut, ist Wasser hingegen kein Mangelfaktor mehr, sondern im Überfluss vorhanden. So ist auch zu erklären, dass sie noch während des Saugaktes die Blutmahlzeit stark eindicken und über den Speichel große Wassermengen zurück (und damit unter Umständen auch Krankheitserreger) in den Wirt geben. Das heißt, die Speicheldrüsen produzieren zwischen und während den Blutmahlzeiten komplett unterschiedliche Speichelsekrete. Einmalig im Tierreich ist die im Verlauf einer Blutmahlzeit aufgenommene Nahrungsmenge (Blut), die zu einer maximalen Erhöhung der Körpermasse um das 100 – 200-Fache führen kann (beim Weibchen des Gemeinen Holzbocks), und dies innerhalb weniger Tage. Allein die dazu nötigen Leistungen bei der Neubildung oder Umwandlung von Geweben (Darm, Körperhülle) sind äußerst beachtlich.

Zecken können während der Blutmahlzeit ihre Körpermasse um das 100 – 200-Fache erhöhen. Dafür überstehen sie auch längere Hungerzeiten, bis sich ein neuer Wirt findet, manchmal bis zu 2 Jahren.

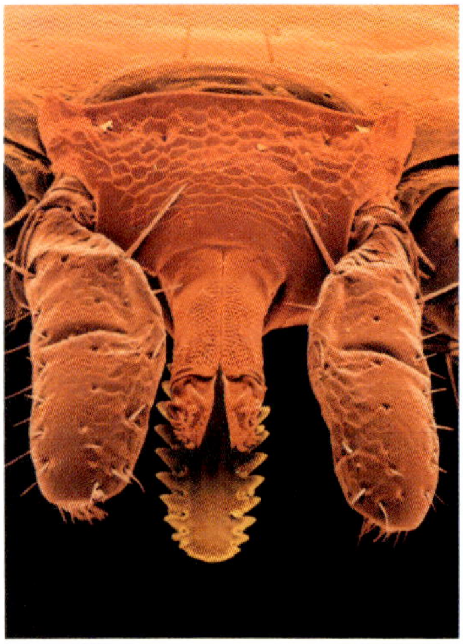

Abb. 2: Der Stechapparat des Gemeinen Holzbocks. Die etwas seitlich stehenden, keulenartigen sog. Pedipalpen werden nicht ins Wirtsgewebe versenkt (vgl. Abb. 10). (www.zecken.de)

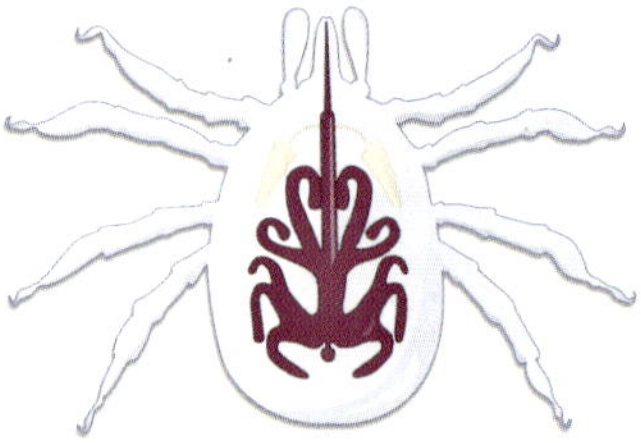

Abb. 3: Schematische Darstellung der wichtigsten inneren Organe des Gemeinen Holzbocks
Gelb gezeichnet sind die Speicheldrüsen, die z.B. für die Übertragung des FSME-Virus auf Wirte sehr bedeutsam sind. Rot gezeichnet ist der Verdauungstrakt, in dessen Epithel oft Borrelien vorkommen. (www.zecken.de)

Die zweite wichtige Zeckenfamilie umfasst die sog. Lederzecken, die von oben (vom Rücken aus!) betrachtet wie ein undifferenzierter häutiger Sack aussehen und bis auf das Larvenstadium ihre Mundwerkzeuge auf der Unterseite (der Bauchseite!) tragen. Der wichtigste einheimische Vertreter dieser Gruppe ist die Taubenzecke (*Argas reflexus*, s. S. 28f.). Ein typisches Merkmal vieler Lederzecken ist ihre enorme Fähigkeit, auch starker Trockenheit über Wochen und Monate erfolgreich zu trotzen. Sie verlieren nur sehr wenig Wasser über ihre Körperhülle (Cuticula), und sie öffnen ihre Atemöffnungen nur ab und zu und minimieren auf diese Weise äußerst wirkungsvoll ihre atmungsbedingten Wasserverluste.

Der Gemeine Holzbock (*Ixodes ricinus*)

Körperbau. Neben dem Schild, das beim Männchen nahezu den gesamten Rücken bedeckt, bei der Larve, der Nymphe und dem Weibchen aber nur Teile davon (Abb. 1), fällt am vorderen Teil des Körpers der verhältnismäßig große, stabile Stech- und Saugapparat auf (Abb. 2, 6b). Die kompliziert aufgebauten Mundwerkzeuge werden umgangssprachlich häufig fälschlicherweise auch »Kopf« genannt. Seitlich am Hinterleib kann man auf der Unterseite des Tieres hinter dem Ansatz des letzten Beinpaars die beiden Atemöffnungen erkennen (beim Larvenstadium fehlend) und nahezu in der Mitte des Körpers bei erwachsenen Weibchen und Männchen die Geschlechtsöffnung (Abb. 1d, e, 5).

Im Körperinnern sind die vor allem während des Saugakts sehr großen paarigen Speicheldrüsen zu nennen, die für den Wasserhaushalt der Zecke sehr bedeutsam sind und auch bei der Erregerübertragung eine Schlüsselrolle spielen. So befinden sich FSME-Viren bei hungrigen Zecken bevorzugt in den Speicheldrüsen und auch die Übertragung von Borrelien erfolgt über dieses Organ. Der Mitteldarm muss die vergleichsweise riesigen Blutmahlzeiten aufnehmen und beherbergt in den ausgedehnten Phasen zwischen den Blutmahlzeiten bei infizierten Zecken die »ruhenden« Borrelien (Abb. 3).

Entwicklungszyklus. Der Gemeine Holzbock hat einen charakteristischen Entwicklungszyklus, der je nach Wirtsangebot und Klima 2 – 6 Jahre dauert (Abb. 1, 4). Das Weibchen legt bevorzugt in der feuchtegepufferten Laubstreu 2000 – 3000 Eier ab und stirbt dann (Abb. 24). Aus diesen Eiern schlüpfen knapp 1 mm lange Larven, die je 6 Beine haben. Für die Larve kommen für ihre Blutmahlzeit diverse Wirte infrage (Mäuse, Spitzmäuse, Igel, Eichhörnchen und viele andere mehr). Sie setzen sich dort bevorzugt an dünnhäutigen Körperstellen fest, z.B. an den Ohren oder rund um die Augen. Nach Vollendung ihrer Blutmahlzeit verlässt die Zecke den Wirt. Es folgt nach einigen Wochen oder Monaten die Entwicklung zur achtbeinigen Nymphe, die mit der Häutung ihren Abschluss findet. Nach einer weiteren Blutmahlzeit kommt es zur Ausbildung von erwachsenen männlichen und weiblichen Tieren (auch mit je 8 Beinen). Nur das Weibchen nimmt dann noch eine große Blutmahlzeit auf, um genügend Bau- und Nährstoffe für die Eiproduktion zu gewinnen. Während des Saugaktes oder auch schon davor wird das Weibchen von einem oder mehreren Männchen begattet (Abb. 5). Männchen halten sich für längere Zeit auf einem Wirt auf, um Weibchen zu begatten, und nehmen im Fall des Gemeinen Holzbocks in dieser Phase von Zeit zu Zeit vergleichsweise geringe Blutmahlzeiten zu sich, um Energie nachzutanken.

Zwischen den Blutmahlzeiten können die Zecken 1 – 2 Jahre ohne weitere Nahrungsaufnahme leben, wenn ihre ausgeprägten

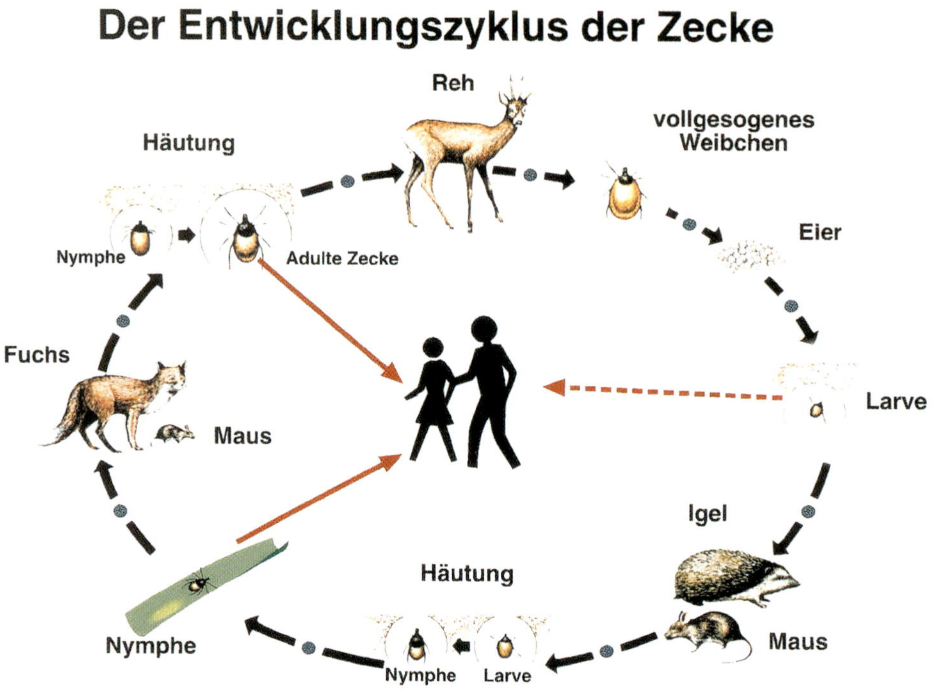

Abb. 4: Entwicklungszyklus des Gemeinen Holzbocks
Dargestellt sind die wichtigsten Wirte für die Blutmahlzeiten der einzelnen Entwicklungsstadien (Larve, Nymphe, erwachsene Männchen und Weibchen). Der Mensch befindet sich außerhalb dieses Zyklus, da Zecken auf ihm den Saugakt normalerweise nicht vollenden und nicht wieder in der Natur landen, weil sie vorzeitig entfernt werden. (www.zecken.de)

Feuchteansprüche erfüllt werden. Die kleinklimatische relative Luftfeuchte (da, wo sich die Zecke meist im Verborgenen aufhält) sollte nicht lange unter 80 – 85% sinken.

Die große Anzahl von Eiern ist notwendig, damit die Zecke ihre Art erhalten kann. Es schaffen nicht viele Zecken, diesen komplexen und risikoreichen Entwicklungszyklus erfolgreich zu durchlaufen. Allein die Wirtsfindung ist für ein so kleines, wenig mobiles Wesen eine äußerst schwierige Aufgabe. Aus ca. 1000 Eiern gehen etwa 100 Larven hervor, aus diesen wieder ca. 10 Nymphen und daraus etwa eine erwachsene Zecke. Für den Menschen ist das Nymphenstadium aufgrund seiner verhältnismäßig großen Häufigkeit und der noch relativ geringen Körpergröße als wenig auffälliger Parasit und auch als Krankheitsüberträger besonders bedeutsam. Larven können durch ihr sehr kleines Stechorgan die Haut des Menschen nur an dünneren Hautstellen durchdringen. Dadurch und auch durch die Tatsache, dass sie i.d.R. nur geringe Erregermengen beherbergen, spielen Larven bei der Übertragung von Krankheitserregern auf den Menschen eine geringere Rolle als Nymphen und erwachsene Zecken.

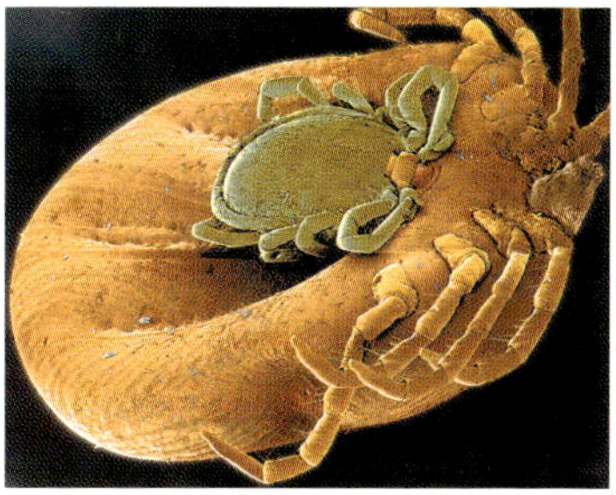

Abb. 5: Der Begattungsvorgang beim Gemeinen Holzbock
Das kleinere Männchen platziert mit seinen Mundwerkzeugen ein Spermapaket in die Geschlechtsöffnung des Weibchens. (www.zecken.de)

Wirte. Der Gemeine Holzbock ist bei der Auswahl seiner Wirte nicht wählerisch. Bisher wurde er an mehr als 300 verschiedenen Wild- und Haustierarten gefunden, an mehr als 100 Vogelarten und selbst an Reptilien wie z.B. Eidechsen. Vögel können Zecken zum Teil über erhebliche Entfernungen transportieren. Die wichtigsten Wirte für Larven und Nymphen sind Kleinsäuger, insbesondere bestimmte Mausarten, aber auch Eichhörnchen, Vögel und Insektenfresser wie der Igel. Erwachsene Zecken finden sich häufig in großer Zahl auf Rot- und Rehwild. Obwohl der Gemeine Holzbock dieses große Wirtsspektrum für seine Blutmahlzeiten nutzt, gibt es offenbar nur relativ wenige Arten, vor allem Kleinsäuger (z.B. einige Mausarten), die für die Übertragung von Krankheitserregern eine wichtige Rolle spielen. Über Erkrankungen bei Wildtieren nach Infektion mit dem FSME-Virus oder mit Borrelien ist so gut wie nichts bekannt.

Blutmahlzeit. Die Blutmahlzeit dauert bei Larven des Gemeinen Holzbocks ca. 2 – 4 Tage, bei Nymphen ca. 3 – 5 Tage und bei erwachsenen Weibchen 6 – 10 Tage, also im Vergleich zu blutsaugenden Insekten sehr lange. Dabei werden gewaltige Zunahmen an Körpermasse erreicht, bei Larven das 10 – 20-Fache, bei Nymphen das 15 – 40-Fache und bei Weibchen sogar das 100 – 200-Fache (!) des ursprünglichen Körpergewichts. Die gesogene Larve wiegt ca. 0,45 mg, die gesogene Nymphe 3–6 mg und das gesogene Weibchen bis zu etwa 300 mg. Wir können die bis bohnengroßen vollgesogenen Weibchen finden, wenn sie beispielsweise von Hunden abgefallen sind. Ausgeprägte Größenveränderungen treten jeweils erst im letzten Drittel der Blutmahlzeit auf, da vorher umfangreiche Gewebemengen (Darm, chitinreiche Körperhülle oder Cuticula) von der Zecke erzeugt werden müssen. Ohne diese Form des (vorbereitenden) Wachstums wäre die Aufnahme derart extremer Nahrungsmengen für den kleinen Zeckenkörper unmöglich. Allein die Körperhülle einer vollgesogenen Zecke wiegt mehr als die gesamte Zecke vor der Blutmahlzeit.

Laubstreu bildet eine ideale Überwinterungs- und Rückzugsmöglichkeit für den Holzbock.

Wo und wie lebt der Gemeine Holzbock? Grundsätzlich ist der Gemeine Holzbock ein Bewohner des Waldes und der Waldränder. In Mitteleuropa kommt er vor allem in regenärmeren Gebieten bevorzugt dort vor, wo Buchen und Eichen stehen. Deren nur sehr langsam verrottendes Laub bildet eine mehrjährige mächtige Laubstreu, die als Feuchtespeicher fungiert. Genau in dieser Laubstreu findet der Gemeine Holzbock ganzjährig die konstant feuchten Bedingungen vor, die er für sein mehrmonatiges Überleben abseits vom Wirt unbedingt benötigt. Hier verbringt er auch die Wintermonate. Wirtsuchende Zecken sitzen an den Spitzen von Gräsern, krautigen Pflanzen oder anderen nicht zu bodenfernen Geländepunkten, die ein Zusammentreffen mit einem potenziellen Wirt wahrscheinlich machen, und analysieren mit dem sog. Haller'schen Organ, einem kompliziert aufgebauten Sinnesorgan am ersten Beinpaar, ihre Umgebung auf nahende Wirte. Dabei identifizieren sie Erschütterungsreize, chemische Reize (Atembestandteile, Schweißzusammensetzung!) und Veränderungen der Temperatur, die bei der Annäherung eines warmblütigen Wirtes auftreten (Abb. 6). Eine wirtssuchende Zecke erkennt man an den vorgestreckten Vorderbeinen, die suchende Bewegungen ausführen, um sich so in Sekundenbruchteilen an einen in Reichweite vorbeiziehenden Wirt zu krallen. Berichte, dass der Gemeine Holzbock den Wirt anspringt oder von den Bäumen fällt, gehören ins Reich der Legenden. Tatsache aber ist, dass sich Zecken bevorzugt an Wegrändern und Tierpfaden und in Übergangszonen der Vegetation aufhalten, z.B. Waldlichtungen mit einem vergleichsweise guten Nahrungsangebot. Ihre Chance, dort auf einen geeigneten Wirt zu treffen und an eine Blutmahlzeit zu kommen, ist sicher größer als an vielen anderen Stellen. Wiesen und krautige Vegetationszonen in der Nähe von Gewässern sind ebenfalls bevorzugte Aufenthaltsorte dieser Zecken. Die unterschiedlichen Entwicklungsstadien der Zecken scheinen sich bei der Wirtssuche in der Vegetation häufig in einer Höhe zu befinden, die der Körpergröße ihrer jeweils bevorzugten Wirtstiere in etwa entsprechen. Larven und Nymphen finden sich in großer Zahl auf der Laubstreu, aber durchaus auch auf der bodennahen Vegetation, erwachsene Zecken, die ausschließlich auf mittelgroßen und großen Wirten zu finden sind, in bis zu 1,20 – 1,50 m Höhe über dem Boden. Zwischen den Blutmahlzeiten benötigen Zecken eine hohe relative Luftfeuchte von fast durchgehend 80 – 85% und werden im Frühjahr ab einer Temperatur von etwa 6 – 7 °C am Boden aktiv. Wird diese Temperatur für mehrere Tage überschritten, kann es auch zu Zeckenaktivität, zu Zeckenstichen und anschließenden Erkrankungen außerhalb der klassischen »Zeckensaison« zwischen März/April und Ende Oktober kommen. In zu trockenen Witterungsperioden und mit fallenden Temperaturen im Spätherbst ziehen sich die Zecken in die den Waldboden bedeckende Laubstreu zurück. Schneereiche und auch milde Winter scheinen das Überleben des Gemeinen Holzbocks zu fördern. In Nadelwäldern ist der Gemeine Holz-

Zecken lassen sich nicht fallen, sondern krallen sich am vorbeiziehenden Wirt fest.

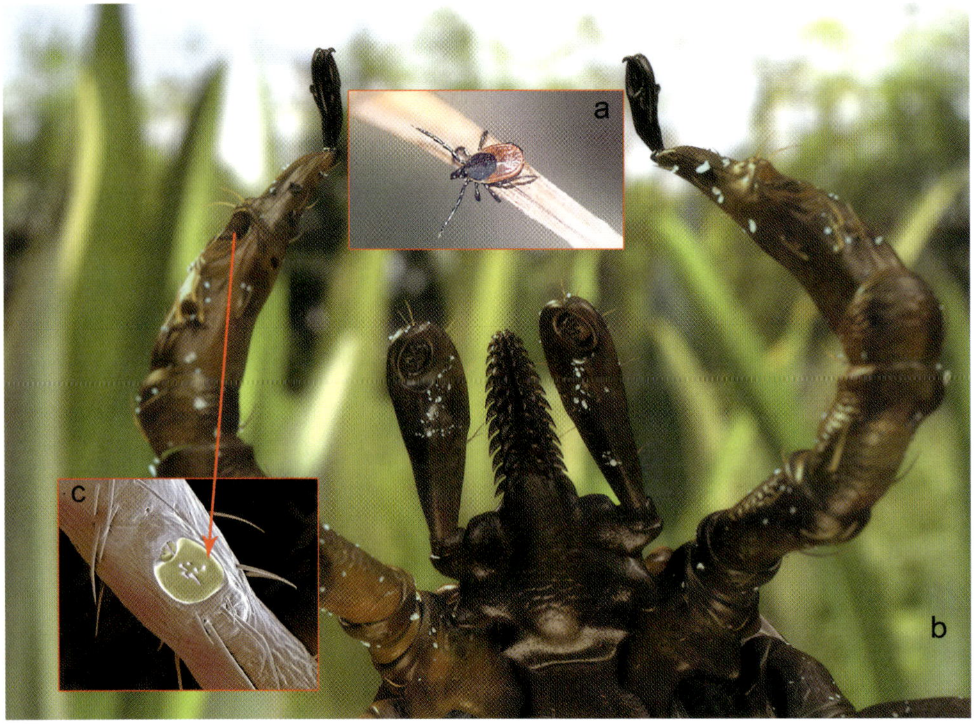

Abb. 6: Wirtssuche und -wahrnehmung
Weibchen des Gemeinen Holzbocks in typischer Wirtssuchstellung mit vorgestrecktem vorderen Beinpaar (a), Wirtssuchstellung vergrößert (b).
Am vorderen Beinpaar befindet sich ein komplexes Sinnesorgan, eine Sinnesgrube, das sog. Haller'sche Organ (c). (www.zecken.de)

bock in größerer Zahl im Allgemeinen nur in regenreichen, feuchten Gebieten anzutreffen.

Während in früheren Jahrzehnten das Höhenlimit für den Gemeinen Holzbock in Mitteleuropa bei 700 – 800 m über dem Meeresspiegel (N.N.) lag, haben neuere Untersuchungen gezeigt, dass er mittlerweile durchaus noch deutlich über 1000 m über N.N. vorkommt. Diese Tatsache ist sicher im Zusammenhang mit der Klimaerwärmung zu sehen. Die höheren Temperaturen ermöglichen es den Zecken auch auf diesen höher gelegenen Flächen, ihre Entwicklung zum jeweils nächsten Entwicklungsstadium zu vollziehen.

Dehnt sich das Verbreitungsgebiet des Gemeinen Holzbocks aus? Es gibt eine Reihe von Ergebnissen aus wissenschaftlichen Studien, die zeigen, dass sowohl der Gemeine Holzbock als auch die eng verwandte östliche Taigazecke (wissenschaftlicher Name: *Ixodes persulcatus*) in einigen Gebieten ihres heutigen Vorkommens zahlenmäßig immer stärker auftreten (Abb. 7). Andererseits ist auch eine Ausbreitung nach Norden zu erkennen, in Gebiete, die diese Zecken zuvor nicht besiedelten. Zu beiden Entwicklungen gibt es Daten aus Lettland und Litauen sowie aus Schweden, die die letzten 25 Jahre betreffen. In Schweden konnte z.B. in nur 10 Jahren eine Verschiebung der nördlichen Verbreitungsgrenze des Gemeinen Holzbocks um 100 km dokumentiert werden. Das ist in ökologischen Dimensionen nur ein sehr kurzer Zeitraum, aber die beobachteten Veränderungen sind enorm. Für Deutschland existieren solche systematischen Langzeitbeobachtungen leider nicht. An der nördlichen Verbreitungsgrenze sind es vor allem die Temperaturen im Sommer, die die Entwicklung der Zecken zum jeweils nächsten Entwicklungsstadium begrenzen. Sicher ziehen die Zecken aber auch Vorteile aus weniger tiefen Wintertemperaturen. Das Vordringen des Gemeinen Holzbocks in größere Höhen der Bergregionen bestätigt diese Tendenzen eindrucksvoll.

Aufgrund der globalen Erwärmung wird es Zeckenaktivitäten zunehmend auch im Spätherbst und Winter geben und damit auch Erkrankungen zu bisher ungewöhnlichen Zeiten.

Wir sehen andererseits, dass sich in Deutschland, der Schweiz und in Österreich das FSME-Virus weiter ausbreitet. FSME-Fälle in Thüringen und Hessen, aber auch Einzelfälle in Gebieten, in denen die FSME bisher noch nie auftrat (Niedersachsen, Schleswig-Holstein) oder seit Jahrzehnten keine Fälle mehr vorgekommen sind (Mecklenburg-Vorpommern), belegen in Deutschland eine Ausbreitung des Virus in Richtung Norden.

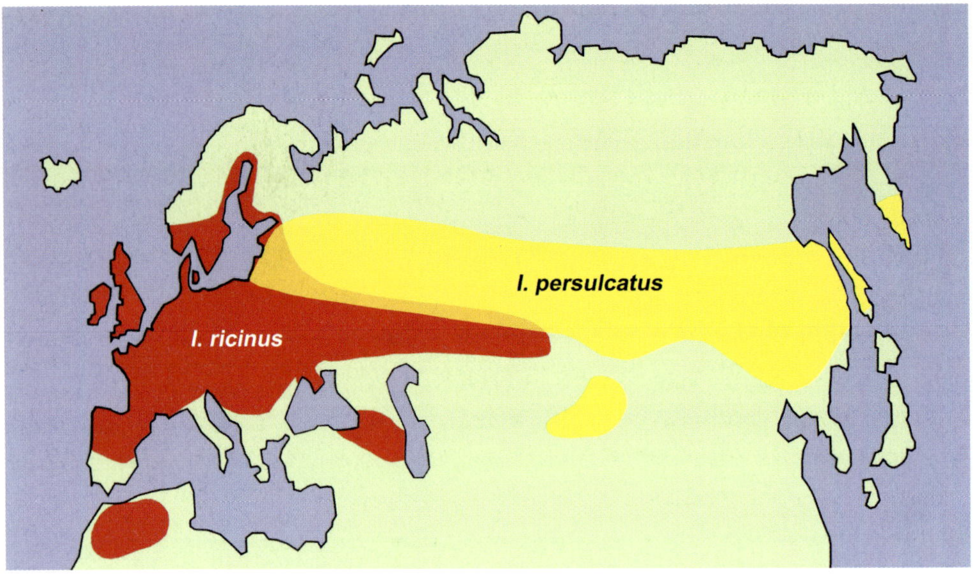

Abb. 7: Die Verbreitungsgebiete des Gemeinen Holzbocks (Ixodes ricinus) und der Taigazecke (Ixodes persulcatus)
Es existiert ein »Mischgebiet« für beide Arten im Baltikum (Lettland). (Grafik: J. Süss)

Die ewige Kontroverse – Zeckenstich oder Zeckenbiss?

Die wirtssuchende Zecke, die sich im Fall des Gemeinen Holzbocks typischerweise an der Spitze eines Grashalms, auf einer Staude oder auch einfach auf der Laubstreu befindet, hält sich mit den Endgliedern ihrer Beine, klauenartigen Werkzeugen (Abb. 6b), blitzartig an einem dicht vorbeistreifenden Wirt fest und sucht dann nach langen Monaten des Hungerns auf ihm für Minuten oder sogar Stunden zunächst einmal eine geeignete Stelle zum Einstechen (Abb. 8). Dies steht im klaren Gegensatz zum Verhalten von Stechmücken oder Bremsen, die ihre stechenden Mundwerkzeuge nach erfolgter Landung in Sekundenschnelle in das Wirtsgewebe versenken.

Mit scharfkantigen Teilen der Mundwerkzeuge wird die Haut des Wirtes aufgeritzt und dann der Stechrüssel in das Wirtsgewebe versenkt. Man spricht also korrekterweise von einem **ZECKENSTICH**. In der durch den Stichkanal entstandenen Grube sammeln sich Blut, Lymphe und Gewebebrei (Abb. 9, 10).

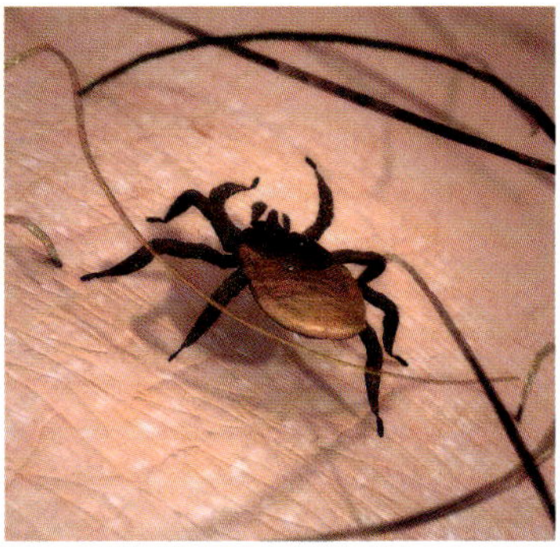

Abb. 8: Suchen der Einstichstelle
Die Zecke sucht auf einem Wirt oft über Stunden eine geeignete Stelle für den Einstich. (www.zecken.de)

Dieses Gemisch wird durch Inhaltsstoffe des Zeckenspeichels ungerinnbar gemacht und nach Pausen, in denen auch Speichel abgegeben wird, von der Zecke immer wieder abgesaugt. Zecken stechen nicht wie z.B. weibliche Stechmücken gezielt Blutgefäße an (Abb. 10a). Die Zecke verankert sich fest in diesem Stichkanal durch die Widerhaken am Stechapparat, durch einen »Klebstoff«, den sie produziert, den sog. Zeckenzement, und durch am Ende der Mundwerkzeuge befindliche, am inneren Ende des Stichkanals quergestellte bewegliche Glieder. Dieser Zeckenzement hat den Schildzecken der Familie *Ixodidae*, und der Schildzeckengattung *Ixodes*, zu der auch der Gemeine Holzbock gehört, ihren wissenschaftlichen Namen gegeben. Aus der Mistel (ixos) bereiteten die Römer Klebstoff. Dieser Zement bewirkt u.a., dass sich frisch angesogene Zecken so schwer abziehen lassen. Nach Tagen des Blutsaugens wird ein Enzym gebildet, das zur Auflösung des Zements führt. Jetzt lässt sich die Zecke leicht entfernen, oder sie fällt von selbst ab. Ein Zeckenstich bleibt häufig unbemerkt, da die Zecke in ihrem Speichel neben den die Blutgerinnung hemmenden auch schmerzstillende Substanzen besitzt.

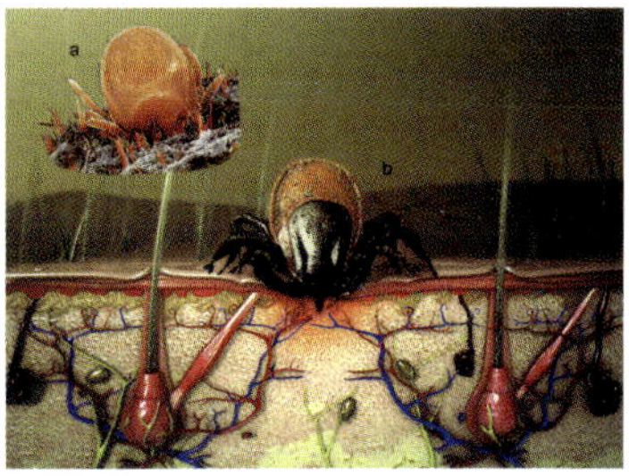

Abb. 9: Der Zeckenstich
(a) Eine mit ihrem Stechapparat in die Haut eingebohrte Zecke (rasterelektronenmikroskopische Aufnahme),
(b) Hautquerschnitt mit festgesaugter Zecke, es ist zu sehen, dass die Zecke Blut, Lymphe und eingeschmolzenen Gewebebrei aufnimmt.
(www.zecken.de)

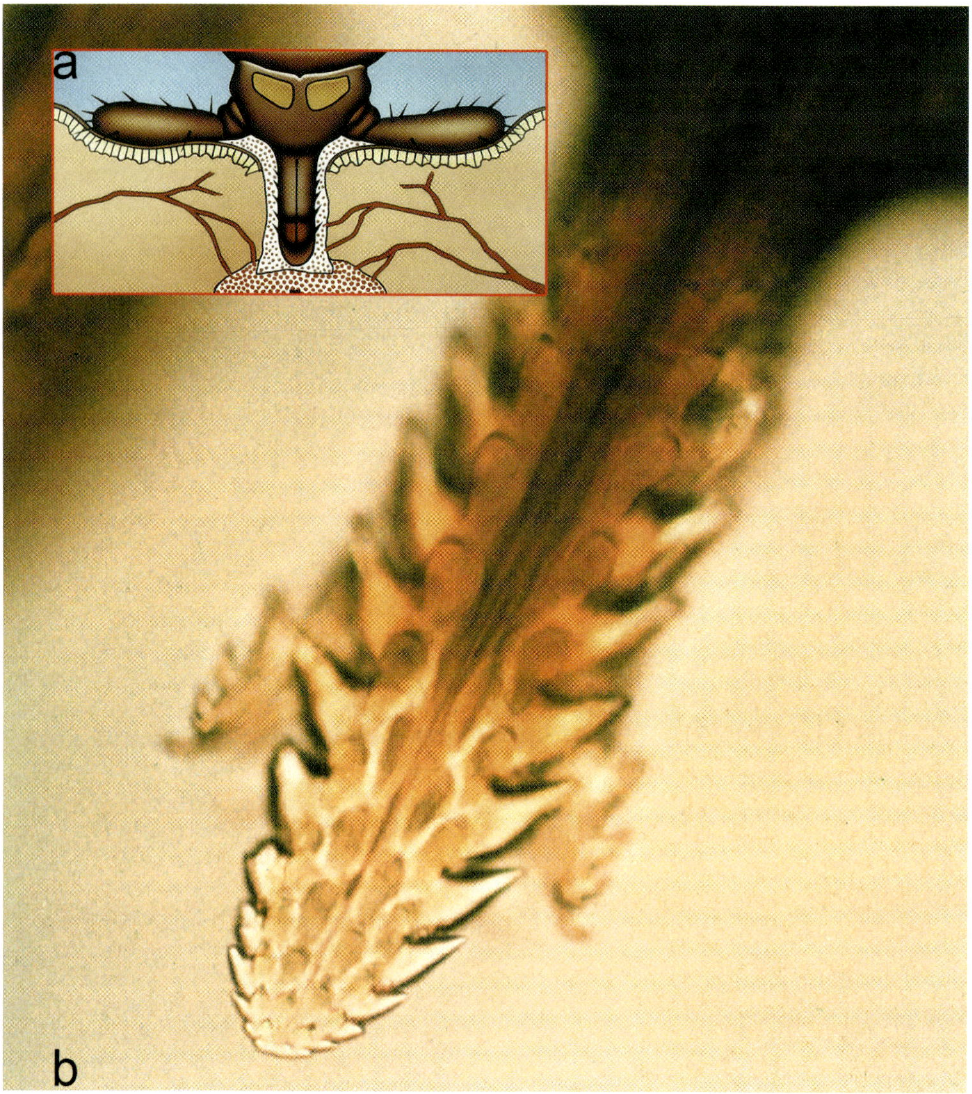

Abb. 10: In der Wirtshaut verankerte, saugende Zecke
(a) Die Zecke ist mittels Widerhaken und der aufgelegten Mundwerkzeuge optimal im Stichkanal verankert.
(b) Lichtmikroskopische Abbildung eines Stechapparates in der Haut einer Maus. (www.zecken.de)

Übertragung von Krankheitserregern durch Schildzecken

Eine saugende Zecke ist bestrebt, die Blutmahlzeit »einzudicken« und damit nährstoffreicher zu machen. Deshalb entzieht sie dem Nahrungsbrei Wasser und gibt diese Flüssigkeit dem Wirt über die Speicheldrüsen und den Stichkanal zurück. Sicher begünstigt durch diesen Flüssigkeitsstrom gelangt z.B. auch das FSME-Virus von den Speicheldrüsen einer Zecke in den Stichkanal und damit in den Körper des Wirtes. Es liegt auf der Hand, dass die lange Dauer der Blutmahlzeit bei Schildzecken die Übertragung der Erreger begünstigt, obgleich das FSME-Virus offenbar schon in den ersten Stunden des Saugaktes auf den Wirt übertragen werden kann (s. S. 19f.). Obwohl diesbezüglich erst wenige sichere Daten durch Tierversuche und Beobachtungen am Menschen existieren, scheint eine effektive Übertragung von Borrelien beim Gemeinen Holzbock erst nach 12 – 24 Stunden Blutmahlzeit stattzufinden. Durch das frisch aufgenommene Blut, das in den Zeckendarm gelangt und vermutlich auch begünstigt durch die erhöhte Temperatur durch den Wirtskontakt, kommt es dort zu einer starken Vermehrung der Borrelien. Nach einer Passage durch die Darmwand in die Körperflüssigkeit der Zecke (Hämolymphe) gelangen die Borrelien dann über die Speicheldrüsen in den Stichkanal und damit in den Wirt. Da Borrelien schon vor der Blutmahlzeit in geringer Anzahl in den Speicheldrüsen vorhanden sein können, kann es in seltenen Fällen auch schon in den ersten 12 – 24 Stunden zur Übertragung kommen. Eine klinische Erkrankung kann entstehen, wenn sich der Erreger im Wirt gegen den Widerstand der Immunabwehr in kleinerer oder größerer Zahl etabliert. Dafür ist erregerabhängig eine gewisse Mindestzahl erforderlich.

Der Gemeine Holzbock kann neben dem FSME-Virus und dem Schraubenbakterium *Borrelia burgdorferi* sensu lato (Bakterienfamilie Spirochäten), Erreger der Lyme-Borreliose, auch noch weitere Bakterien wie Anaplasmen und Ehrlichien übertragen. Dies sind spezielle Bakterien, die in die Zellen des Wirtes eindringen, dadurch vor dem Immunsystem relativ gut geschützt sind und zu fieberhaften Erkrankungen führen können. Auch eine Übertragung verschiedener einzelliger Parasiten wie z.B. der mit den Erregern der Malaria verwandten Babesien (Gattung *Babesia*) ist möglich. Sie können bei Tier und Mensch Erkrankungen auslösen (s.S. 91, 99).

Eine mögliche Erregerübertragung im Verlauf der Blutmahlzeit ist aus medizinischer Sicht die wichtigste Bedrohung des Wirtes durch Zecken. Es ist wenig bekannt, dass einige Zecken auch Nervengifte, sog. Neurotoxine, über den Speichel abgeben können. Diese führen dann beim Wirt zu Nervenlähmungen (Paralysen). Bisher wurden solche Giftstoffe weltweit bei etwa 80 Zeckenarten beschrieben. Diese Zecken leben in Australien, in Nordamerika

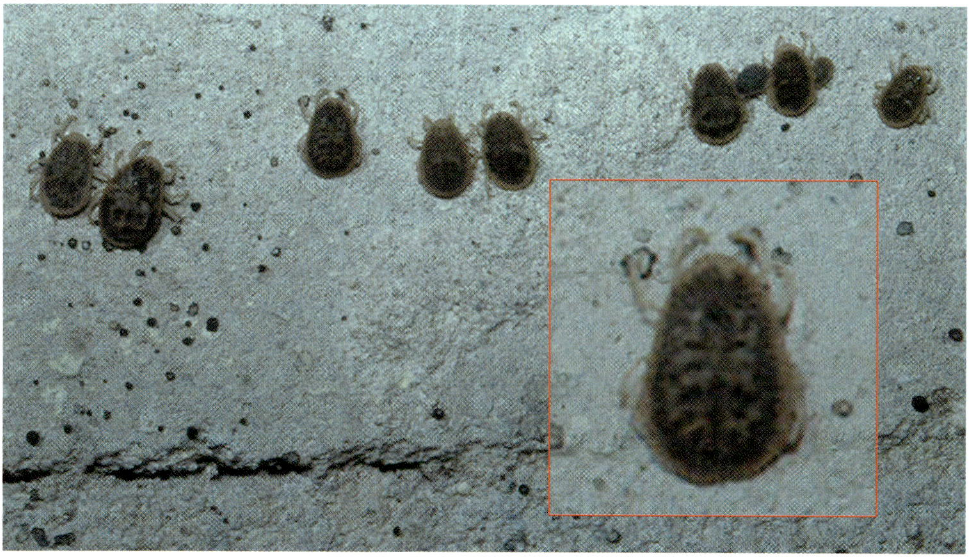

Abb. 11: Taubenzecken (Argas reflexus) in ihrer natürlichen Umgebung
Die Taubenzecke (Argas reflexus) lebt hauptsächlich auf verwahrlosten Dachböden, zu denen ihre Hauptwirte, verwilderte Stadttauben, freien Zutritt haben. Typisch sind die schwarzen Kotflecken. (Foto: H. Dautel)

bzw. Südafrika. Aus Europa liegen zu dieser Problematik nur ganz wenige Berichte vor. Auf den Stich der einheimischen Taubenzecke (*Argas reflexus*) (s.S. 28, Abb. 11) reagieren manche Menschen mit einer allergischen Reaktion (IgE-vermittelte Typ I-Allergie). Das Krankheitsbild reicht von einer relativ harmlosen lokalen bis zu einer schweren, lebensbedrohlichen systemischen Reaktion.

Human- und veterinärmedizinisch wichtige Zeckenarten

Bei der nachfolgenden Auswahl wurde besonderer Wert auf Zeckengattungen und -arten gelegt, die in Mitteleuropa in Erscheinung treten.

Die einheimische Igelzecke, *Ixodes hexagonus*, scheint eine Vorliebe für fleischfressende (carnivore) Säugetiere zu haben. Sie wird nicht selten an Igeln, Katzen und Hunden gefunden, nicht aber am Menschen. Sie lauert ihren Wirten nicht auf der bodennahen Vegetation auf wie der Gemeine Holzbock, sondern verbringt die Zeiten zwischen den Blutmahlzeiten im Bau der Wirte. Auch diese *Ixodes*-Art kann Lyme-Borrelien und das FSME-Virus auf ihre Wirte übertragen.

In Osteuropa und in Russland bis Fernost tritt die mit dem Gemeinen Holzbock eng verwandte Taigazecke (*Ixodes persulcatus*) auf (Abb. 7). Auch sie überträgt neben dem Erreger der Lyme-Borreliose noch andere bakterielle Krankheitserreger, einzellige Parasiten und auch Viren. Die von der Taigazecke übertragenen FSME-Virusstämme haben meist eine noch höhere Virulenz für den Menschen als diejenigen, die wir vom Gemeinen Holzbock kennen.

In Nordamerika übertragen die eng mit dem Gemeinen Holzbock verwandten *Ixodes scapularis* in den östlichen USA (bis vor etwa 10 Jahren *Ixodes dammini* genannt) und *Ixodes pacificus* westlich der Rocky Mountains den Erreger der Lyme-Borreliose (engl. Lyme disease).

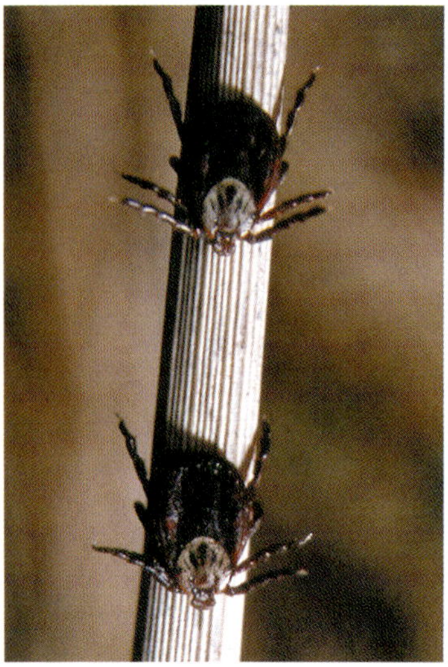

Abb. 12: Wirtssuchende Weibchen der Auwaldzecke (Dermacentor reticulatus) in Warteposition
Diese Schildzeckenart überträgt den Erreger der Hunde-Babesiose.
(Foto: H. Dautel)

Die sog. **Schafzecke** (*Dermacentor marginatus*), die vorwiegend im südlichen Deutschland vorkommt, ein Vertreter der Schildzeckengattung *Dermacentor*, verbreitet den Erreger des Q-Fiebers, *Coxiella burnetii* (s.S. 60f.). Dieses winzige Bakterium ist massenhaft im Zeckenkot im Fell von befallenen Schafen vorhanden und wird nicht durch den Zeckenstich, sondern durch Einkratzen von Zeckenkot in die Haut übertragen. Wenn der Kot eintrocknet und in Staubform in die Luft gelangt, kann der Erreger auch vom Menschen eingeatmet werden. *Coxiella burnetii* ist extrem resistent gegen Austrocknung und andere schädigende Einflüsse und bleibt deshalb unter allen Umständen sehr lange biologisch aktiv.

Von zunehmender veterinärmedizinischer Bedeutung in weiten Teilen Deutschlands ist eine Verwandte der Schafzecke, *Dermacentor reticulatus*, die Auwaldzecke (Abb. 12). Sie überträgt den einzelligen Parasiten *Babesia canis* auf Hunde, der die sog. Hundemalaria (auch: Hundepiroplasmose) auslöst (s. S. 91). Diese Zeckenart scheint, begünstigt durch die in den ganzen letzten Jahren ansteigenden Temperaturen während der Vegetationsperiode, nach Norden vorzurücken.

Zecken der Gattung *Dermacentor* und *Ixodes*-Arten übertragen auch den Erreger der Hasenpest (Tularämie), ein Bakterium (*Francisella tularensis*), das bei Nagetieren und Hasen, aber auch beim Menschen schwere Infektionen hervorruft. Erkrankungen beim Menschen sind in Mitteleuropa aber selten (s. S. 61f.).

Schildzecken der Gattung *Haemaphysalis* kommen im ostdeutschen Raum und sporadisch an der Nordseeküste zwar vor, gehen aber nicht bevorzugt auf den Menschen.

Die Braune Hundezecke, *Rhipicephalus sanguineus*, ein wichtiger Vertreter einer weiteren Schildzeckengattung, wird häufig als unerwünschtes Reisemitbringsel aus dem Mittelmeerraum – meist auf Hunden – mitgebracht. Unangenehmerweise kann sich diese Zeckenart auch in der Wohnung ansiedeln und vermehren und winzige Bakterien, Rickettsien (*Rickettsia conorii*), übertragen, die beim Menschen das sog. Knöpfchenfieber (franz. fièvre boutonneuse) hervorrufen (s. S. 59f.).

Die wichtigste einheimische Lederzeckenart, die Taubenzecke (*Argas reflexus*), kommt als Einwanderer aus dem Mittelmeergebiet in Mitteleuropa vor allem auf Dachböden von Häusern vor, in denen verwilderte Stadttauben nisten (oder genistet haben) und die im Sommer sonnenbedingt zum Teil hohe Temperaturen aufweisen. Auch Brieftaubenzuchten sind mitunter befallen. Oft bleibt ein Zeckenbefall über Jahre unentdeckt. Vertreibt man dann aus hygienischen oder auch ästhetischen Gründen die Tauben vom Dachboden, bleiben die Zecken zurück. Obwohl Taubenzecken, vor allem wenn ihr natürlicher Wirt fehlt, mit zunehmendem Hunger in immer stärkerem Maße auch Menschen befallen – meist während der Nacht –, fallen sie medizinisch weniger als Überträger von Krankheitserregern denn als Auslöser von Allergien bei mehrfach gestochenen Personen auf. Trotz mehrerer Studien ist der Nachweis von Lyme-Borrelien in der einheimischen Taubenzecke nie gelungen. Lediglich *Borrelia anserina*, eine für den Menschen ungefährliche Vogelborrelie, konnte nachgewiesen werden.

Im Gegensatz zum Holzbock dauert der Saugakt erwachsener Taubenzecken und Nymphen nur 1 – 2 Stunden. Die Larve saugt aber mehrere Tage, wie Schildzecken.

Lederzecken der Gattung *Ornithodoros* können in Teilen Afrikas, Amerikas und Asiens eine Reihe von Rückfallfieber-Borrelien übertragen. Das durch sie ausgelöste Rückfallfieber des Menschen zeigt sich durch eine schwere Erkrankung mit Fieberschüben, die meist 3 – 5 Tage dauern. Der Patient leidet an schweren Muskel- und Gliederschmerzen, ihm ist übel und schwindlig, der

Blutdruck sinkt ab und der Herzschlag beschleunigt sich. In Mitteleuropa kommen *Ornithodoros*-Zecken nicht vor.

Die weltweit größten Zecken gehören zur Schildzeckengattung *Amblyomma* (Abb. 13). Die Weibchen erreichen im gesogenen Zustand Kirsch- bis Kastaniengröße. Durch ihre intensive Saugtätigkeit, aber auch durch die Übertragung von einzelligen Krankheitserregern stellen sie die Rinderzucht vor allem in Afrika und in der Karibik vor große Probleme.

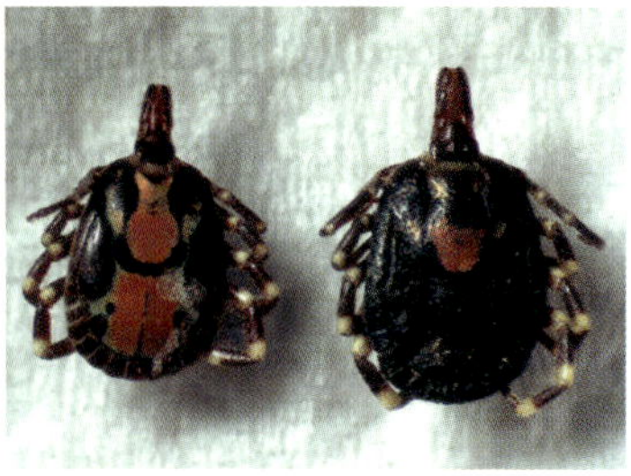

Abb. 13: Zecken der Gattung Amblyomma
Es sind ca. 102 Arten dieser Gattung bekannt (links: Männchen, rechts: Weibchen). (Foto: H. Dautel)

Wie fängt man Schildzecken im Freiland?

Wie bereits beschrieben, befinden sich Schildzecken, wenn sie auf Wirte lauern, an den Spitzen von Gräsern und krautigen Pflanzen. Sie haben ihr erstes Beinpaar mit dem Haller'schen Organ weit vorgestreckt und führen suchende Bewegungen aus, wenn sich ein potenzieller Wirt nähert. Nimmt man ein flauschiges, helles Flanelltuch, etwa 80 x 80 cm groß, das an einem Stiel oder Bambusstab einseitig befestigt ist, und zieht es über die Vegetation oder auch über die Laubstreu, krallen sich auf der Unterseite aufgeregte Zecken daran fest, im Glauben, einen Wirt bestiegen zu haben (Abb. 14). Dreht man das Tuch von Zeit zu Zeit um, werden dem genauen Betrachter diese Zecken aller parasitischen Entwicklungsstadien (Larven, Nymphen, erwachsene Weibchen und Männchen) auffallen.

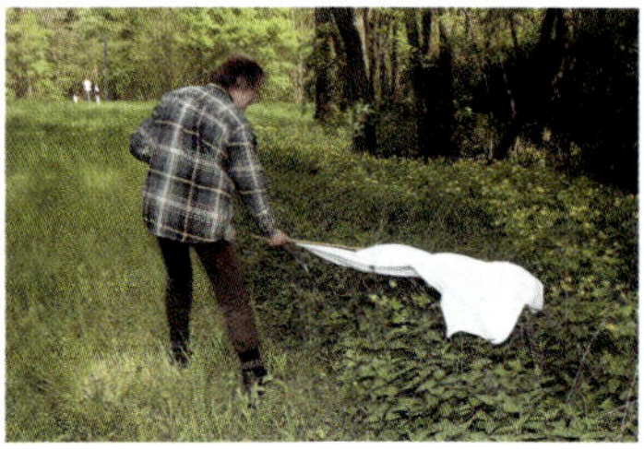

Abb. 14: Sammeln (»Flaggen«) von Zecken
Mit einem weißen Flanelltuch wird die Oberfläche der Vegetation »geflaggt«, wobei die an den Grasspitzen etc. befindlichen Zecken abgestreift werden. (Foto: W. Maginot)

Mit etwas Übung lassen sich die Zecken mit einem nicht zu großen Pinsel oder einer weichen Pinzette einzeln vom Stoff hochnehmen und in fest verschließbaren Gläschen deponieren (Abb. 15). In gekühltem Zustand lassen sie sich dann problemlos transportieren, gegebenenfalls auch ins Labor, um die gefangenen Zecken dort unter dem Binokular genau zu bestimmen oder auch, um die gefangenen Zecken auf Krankheitserreger zu untersuchen.

Mit der sog. Flaggmethode kann man auch testen, ob Zecken auf einer bestimmten Fläche vorkommen, beispielsweise im eigenen Garten oder anderen Grünflächen. Allerdings sollte man sorgfältig darauf achten, dass man nicht nützliche Spinnen oder auch bestimmte Insekten fälschlicherweise für Zecken hält.

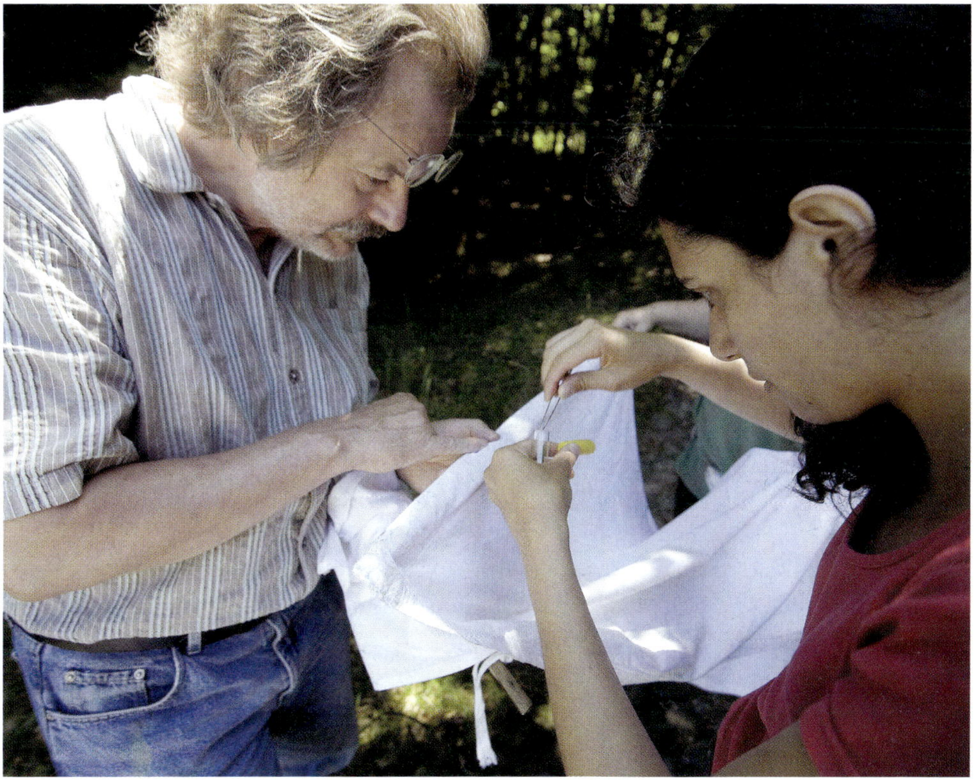

Abb. 15: Absammeln gefangener Zecken von der Flagge
Gefangene Zecken werden nach dem Flaggen sorgfältig aus dem Tuch herausgesammelt und in Glasröhrchen verbracht. (Foto: W. Maginot)

Bakterielle Erkrankungen

Bakterien verfügen im Gegensatz zu Viren über einen eigenen Stoffwechsel. Sie können sich von toter Materie ernähren und vermehren sich i.d.R. durch Querteilung. Ihre krankmachende Wirkung entfalten sie, indem sie Gewebe zerstörende Gifte produzieren, die allgemeinen und spezifischen Abwehrsysteme (Resistenz, Immunität) des Wirtes unterlaufen, sich an die jeweiligen Zielorgane im Wirt anheften u.v.m.

Die Lyme-Borreliose – eine vielgestaltige Erkrankung

Die Lyme-Borreliose ist die häufigste durch Zecken auf den Menschen übertragene Erkrankung der nördlichen Hemisphäre, auf der Südhalbkugel kommt sie nicht vor. Sie ist eine durch schraubenförmige Bakterien (sog. Lyme-Borrelien, die zur Bakterienfamilie Spirochäten gehören, Abb. 16) hervorgerufene Multisystemerkrankung, eine Erkrankung, die verschiedene Organe und Systeme betreffen kann. Beschwerden betreffen die Haut, aber auch das Nervensystem, große Gelenke, das Herz und in seltenen Fällen die Augen.

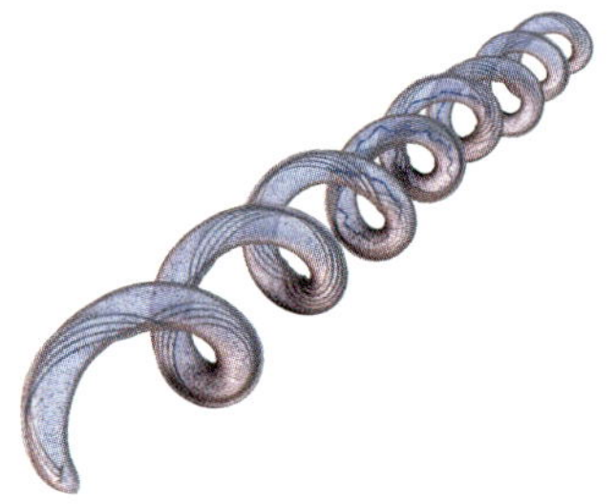

Abb. 16: Lyme-Borrelie (Borrelia burgdorferi) in einer Schemazeichnung (www.zecken.de)

Nach neuerer, noch nicht abschließend diskutierter Auffassung ist die Lyme-Borreliose eine primär chronisch verlaufende Infektionskrankheit, bei der es wie bei der Syphilis keine Spontanheilung gibt. Primär chronisch bedeutet, dass sie unbehandelt schicksalhaft in ein chronisches Stadium eintritt, was dann lebenslang zu schweren Beeinträchtigungen des Patienten führen kann.

Eine kurze Entdeckungsgeschichte

Verschiedene klinische Symptome einer Lyme-Borreliose sind in Europa bereits im letzten Viertel des 19. Jh. beschrieben worden, ohne dass ihr Infektionscharakter und Übertragungsweg bekannt waren und ohne, dass man wusste, dass die sehr unterschiedlichen Symptome durch ein und dieselbe kleine Gruppe von Erregern hervorgerufen werden. Anfang des 20. Jh. äußerten Ärzte die Idee, dass die Wanderröte (medizinisch: Erythema migrans, das frühe Leitsymptom einer Lyme-Borreliose, Abb. 17) mit Zeckenstichen in Verbindung stehen könnte. Dass Bakterien an dieser Erkrankung beteiligt sind, wurde seit 1945 vermutet, da die Behandlung mit den ersten Penicillinen erfolgreich war.

Die eigentliche Aufklärung des Ganzen begann Anfang der 1970er-Jahre, als in der Ortschaft Old Lyme im US-Bundesstaat Connecticut am Atlantik in starker Häufung Gelenkerkrankungen bei Kindern und Erwachsenen auftraten, 100-mal häufiger als in anderen Landesteilen. Viele Patienten erinnerten sich an Zeckenstiche. Nach langer, zermürbender Suche war es 1981 Willy Burgdorfer von den Rocky Mountain Laboratories (US-Bundesstaat Montana) vorbehalten, den Erreger der Lyme-Borreliose im Darm von Zecken der Gattung *Ixodes* zu entdecken und ihn nach weiteren Untersuchungen als Ursache dieser Erkrankung zu benennen. Für diese bahnbrechende Leistung und ihm zu Ehren wurde der gefundene Erreger *Borrelia burgdorferi* genannt. Es handelt sich um ein schraubenförmiges Bakterium mit einem charakteristischen Aufbau (Abb. 16).

Jahre später erkannte man, dass sich hinter diesem Erreger eine ganze Gruppe von äußerlich nicht unterscheidbaren Borrelien verbirgt, die wissenschaftlich unter *Borrelia burgdorferi* sensu lato zusammengefasst wird. Die einzelnen Mitglieder dieses Erregerkomplexes werden als Genospezies bezeichnet. Nach dem derzeitigen Stand des Wissens gibt es mindestens drei, eher fünf verschiedene Erreger, die den Menschen infizieren und eine Lyme-Borreliose auslösen können. Jeder dieser Erreger hat eine eigene geografische Verbreitung und tritt regional in unterschiedlicher Häufigkeit in Erscheinung. In Mitteleuropa am häufigsten sind *Borrelia afzelii* und *Borrelia garinii*. *Borrelia burgdorferi* sensu stricto kommt in Europa eher selten vor, scheint aber in Nordamerika die einzig vorkommende Genospezies zu sein. Darüber hinaus wurden in Europa in letzter Zeit noch drei weitere Genospezies beschrieben, *Borrelia valaisiana*, *Borrelia spielmanii* und *Borrelia lusitaniae*, die den Menschen infizieren können.

Einzelne *Borrelia*-Genospezies scheinen bevorzugt ganz bestimmte Krankheitsbilder einer Lyme-Borreliose hervorzurufen. Während die Wanderröte als frühes Merkmal noch keiner bestimmten Genospezies zuzuordnen ist, führt eine Infektion mit *Borrelia afzelii* in vielen Fällen zu einer dermatologischen Symptomatik, Infektionen mit *Borrelia garinii* verursachen häufig neurologische Krankheitsbilder, und eine Infektion mit *Borrelia burgdorferi* sensu stricto hat unbehandelt häufig eine Arthritis im Kniegelenk zur Folge, wie das für Nordamerika und die dortige »Lyme Disease« typisch ist.

Erschwerend für die Diagnostik in Europa ist die Tatsache, dass diese drei Erregertypen auf ihrer Oberfläche viele heterogene Eiweiße tragen (sog. Oberflächenproteine).

In Asien findet man hauptsächlich die Genospezies *Borrelia garinii* und *Borrelia afzelii*, in geringerem Maße auch *Borrelia valaisiana*.

Klinische Zeichen und Krankheitsphasen der Lyme-Borreliose

Nach modernen Erkenntnissen teilt man die Klinik der Lyme-Borreliose in drei Phasen ein, eine frühe lokalisierte, eine frühe disseminierte (Borrelien über den Körper verbreitet) und eine späte disseminierte Phase.

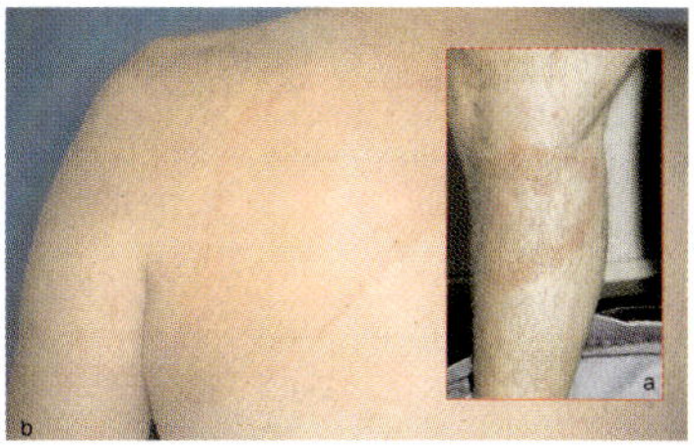

Abb. 17: Wanderröte, Erythema migrans a) am Unterschenkel, b) an der Schulter (Quelle: Ärzteblatt Thüringen)

Frühe lokalisierte Lyme-Borreliose (Lokalinfektion). Eine frühe Lyme-Borreliose manifestiert sich bei etwa 50 – >90% der Erkrankten als wachsende Hautrötung (flächig oder als Ring) im Bereich des vorausgegangenen Zeckenstiches (Wanderröte, Erythema migrans (EM)) zwischen dem 3. Tag und ca. 4 – 5 Wochen nach dem Zeckenstich (Abb. 17). Diese Hautaffektion verschwindet nach weiteren 4 – 6 Wochen meist wieder, auch wenn keine Therapie eingeleitet wurde. Ein EM ist nicht zu verwechseln mit der meist am Einstich der Zecke zu bemerkenden durch den Zeckenspeichel hervorgerufenen kleinen geröteten Erhöhung. Auch ein danach oft zu sehender kleiner (und stets allmählich schrumpfender!) Entzündungsherd mit einem Durchmesser von wenigen Millimetern darf nicht mit einem EM verwechselt werden. Ein EM ist bereits eine klinische Lyme-Borreliose, die unbedingt **therapiepflichtig** ist und nicht etwa nur eine Vorform einer eventuellen Lyme-Borreliose. Dieses frühe Leitsymptom einer Lyme-Borreliose lässt die Patienten zum Arzt gehen und versetzt uns in die glückliche Lage, diese Krankheit durch eine adäquate Therapie vollständig auszuheilen. Ein spontanes Verschwinden des unbehandelten EM deutet keineswegs auf eine Lösung des Problems hin, sondern führt häufig zu den unangenehmen Spätfolgen.

Ebenfalls in der Frühphase mit Lokalisation des Erregers kann es zur Entwicklung eines Lymphozytoms kommen, einer Flüssigkeitseinlagerung in der Haut mit vielen Lymphozyten, insbesondere am Ohrläppchen, an der Brustwarze (Mamille) oder selten auch im Nackenbereich (Abb. 18). Ein Lymphozytom kann gleichzeitig mit dem EM auftreten. Es handelt sich dabei um einen stark geröteten Knoten, in dem sich reichlich Borrelien befinden.

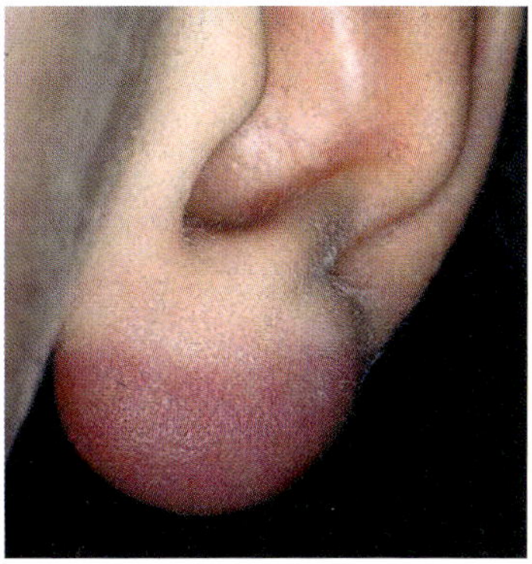

Abb. 18: Lymphozytom am Ohrläppchen (Quelle: Ärzteblatt Thüringen)

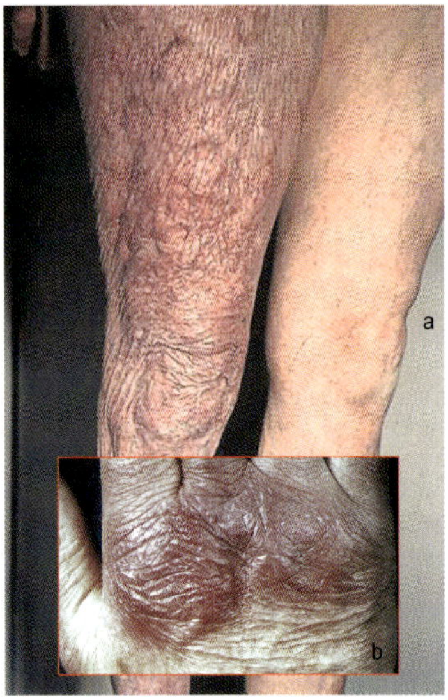

Abb. 19: Papierhaut in einem klinischen Spätstadium der Lyme-Borreliose (a) rechtes Bein, (b) Handrücken (Quelle: Ärzteblatt Thüringen)

Frühe disseminierte Lyme-Borreliose (Bakteriämie, *Phase II der Erkrankung*). Diese zweite Krankheitsphase tritt ein, wenn eingedrungene Erreger den Bereich des Zeckenstiches verlassen und im Körper gestreut werden.

Eine Lyme-Borreliose der Phase II, die disseminierte Frühinfektion, kann bereits wenige Tage nach einem Zeckenstich mit Erregerübertragung entstehen. Eine einer Sommergrippe ähnliche Infektionskrankheit bei schon bestehendem Erythema migrans ist ein typisches klinisches Bild dieser Erkrankungsphase. Auch multiple kleine Hautrötungen (Erytheme) können in dieser Phase auftreten, insbesondere bei Kindern. In Mitteleuropa entwickeln ca. 10 – 20% der Borreliose-Patienten eine akute Neuroborreliose, also eine akute Borrelieninfektion des Nervensystems, die meist peripher bleibt. Die klinischen Beschwerdebilder werden dabei vermutlich vom Grad der Entzündung bestimmt und weniger vom unterschiedlichen Organbefall. Das sog. Bannwarth-Syndrom (medizinisch exakt benannt als Meningopolyneuritis Garin-Bujadoux-Bannwarth) ist die klassische neurologische Manifestation einer Lyme-Borreliose mit Meningitis, Neuritis und Radikulitis. Ein Befall des Herzens mit Borrelien (Karditis) ist in Deutschland selten und wird mit ungefähr 2 – 6% der Fälle angegeben. Eine ausgeheilte Lyme-Borreliose zeigt i.d.R. keine Herzbeschwerden.

Gelenkbeschwerden können noch längere Zeit auftreten.

Späte disseminierte Lyme-Borreliose (Phase III der Erkrankung). Monate bis Jahre nach dem (unbemerkten) Beginn einer Lyme-Borreliose kann es zu unterschiedlichen Beschwerden in verschiedenen Organen kommen. Ganz typisch in dieser Phase ist eine besondere Hauterscheinung, die sog. Papierhaut (Acrodermatitis chronica atrophicans, Abb. 19). Die Haut wird papierdünn und sieht wie zusammengeknülltes Pergamentpapier aus. Binde- und Fettgewebe werden abgebaut, die Körperbehaarung fällt aus. Meist wird nur ein Bein, seltener beide, befallen. Die Patienten können über große Schmerzen klagen. Häufig geben sie auch ein unangenehmes Kribbeln an. Eine Antibiotikatherapie führt häufig zu keiner völligen Heilung und Rückbildung der Symptome.

Rheumaähnliche Beschwerden können im Verlauf einer Lyme-Borreliose zwar immer auftreten (s.o.), hauptsächlich manifestieren sie sich aber in dieser Phase III. Typisch bei dieser Manifestation und damit schon klinisch-diagnostisch verwertbar ist, dass fast immer die Kniegelenke (Arthritis) befallen sind. Im Mittel dauert es 6 Monate vom Zeckenstich bis zur Entwicklung einer Arthritis. In Mitteleuropa kommt es bei ca. 60% aller Patienten, die ein Erythema migrans aufweisen, das nicht behandelt wurde, zu Gelenkbeschwerden! Dabei verstreichen nach einem infektiösen Zeckenstich Monate bis Jahre, bis diese Probleme klinisch relevant werden.

Chronifizierung und Post-Lyme-Disease-Syndrom (PLD-Syndrom). Klagen Patienten länger als 6 Monate nach abgeschlossener Antibiotikatherapie über chronische Beschwerden, die z.T. sehr heftig sein können, spricht man von einem PLD-Syndrom. Symptome können chronische Müdigkeit, Schmerzen in der Muskulatur, im Skelett sowie verschiedenartige Missempfindungen sein. Ein schweres Krankheitsgefühl und Antriebslosigkeit werden genannt. Die Patienten leiden an einem Komplex organisch-psychiatrischer Probleme, die schwer zu definieren sind. Häufig geraten sie als nicht mehr therapierbar ins medizinische Abseits. Liegen die Ursachen dafür in einer Lyme-Borreliose, werden in dieser Phase auch immer Antikörper nachweisbar sein.

Das PLD-Syndrom tritt in Nordamerika viel häufiger auf als in Europa. Erschwert wird die diagnostische Einschätzung dadurch, dass keine klaren diagnostischen Kriterien erarbeitet wurden. Das PLD-Syndrom passt bisher in kein Schema.

Auch Ursachen und Entstehung (Pathogenese) dieses Erkrankungsstadiums werden kontrovers diskutiert bzw. erfordern noch viel Forschungsarbeit. Handelt es sich um eine sich langsam weiterentwickelnde Infektionskrankheit und sind Borrelien noch im Körper anwesend? Handelt es sich um besondere immunologische Prozesse, bei denen körpereigene Substanzen vom Immunsystem fälschlicherweise als fremd erkannt und attackiert werden (Autoimmunerkrankung)? Wenn es Autoimmunprozesse sind, die zum PLD-Syndrom führen, dann wurden sie ursprünglich einmal von Borrelien »angeschoben«. Das würde auch erklären, weshalb eine Lyme-Borreliose in dieser Phase der Erkrankung meist therapieresistent ist, weil keine lebenden Bakterien mehr vorhanden sind, die durch Antibiotika erreicht werden könnten.

Häufigkeit bestimmter klinischer Formen der Lyme-Borreliose. Häufigste klinische Erscheinung der Lyme-Borreliose ist das Erythema migrans (Abb. 17). Es kommt in Nordamerika bei ca. 90% der Patienten vor, in Europa weniger oft (je nach geografischem Raum bei 50 – 85%). Die übrigen klinischen Erscheinungen an der Haut und in den anderen Organen treten bei 10 – 30% der Patienten auf. Geschlechtsunterschiede sind sehr häufig. Der Befall des Herzens geschieht etwa 3-mal häufiger bei Männern als bei Frauen, die Papierhaut, Acrodermatitis (Abb. 19), doppelt so oft bei Frauen, das Borrelien-Lymphozytom (Abb. 18) doppelt so oft bei Jungen wie bei Mädchen.

Wenn auch diesbezüglich noch keine völlige Klarheit herrscht, hängt das Auftreten bestimmter Borrelien-Genospezies mit dem Auftreten bestimmter klinischer Formen zusammen. So kommen in Nordamerika die Acrodermatitis chronica atrophicans und das Lymphozytom nicht vor, die Genospezies *Borrelia afzelii* ebenso nicht. In den USA existiert nach heutigem Wissen nur *Borrelia burgdorferi* sensu stricto, und die Hauptmanifestation dort ist die Lyme-Arthritis.

Lyme-Borreliose und Schwangerschaft

Es ist sicher, dass Spirochäten wie der Erreger der Syphilis, Rückfallfieber-Borrelien und weitere schraubenförmige Bakterien (Leptospiren) die Plazenta überwinden und ins Blut des ungeborenen Kindes übertreten können. Das trifft auch für Lyme-Borrelien zu. Es kann zum gegenwärtigen Zeitpunkt, bedingt durch zu wenige Daten und Erfahrungen, aber nicht abschließend gesagt werden, ob durch eine Lyme-Borreliose während der Schwangerschaft negative Einflüsse auf den Embryo einwirken und daraus resultierend die Schwangerschaft vermehrt Komplikationen aufweist oder missgebildete Kinder geboren werden. Diese negativen Konstellationen wurden unter Verwendung des gegenwärtigen Datenmaterials weitgehend ausgeschlossen, wenn auch nicht mit letzter Sicherheit.

Ein Zusammenhang zwischen Plötzlichem Kindstod und Lyme-Borreliose-Erregern ließ sich ebenfalls nicht nachweisen.

Lyme-Borreliose und Blutspenden

Die Übertragung von Borrelien über Spenderblut und das Auslösen einer Erkrankung sind nicht dokumentiert, lassen sich aber auch nicht vollständig ausschließen. Dagegen ist die Übertragung anderer Spirochäten wie dem Erreger der Syphilis auf diesem Weg bekannt. Deshalb sollten Blutspender auch hinsichtlich Lyme-Borreliose befragt werden. Ohne erfolgte Therapie ist Blutspenden bis zum Therapieende nicht anzuraten.

Wie wird eine Lyme-Borreliose diagnostiziert?

Eine Lyme-Borreliose wird in erster Linie über den klinischen Befund diagnostiziert. Es gilt, die Beschwerden und Krankheitserscheinungen sorgfältig zu analysieren. Das ist besonders wichtig, weil viele Borreliosen mit »verwaschenen« klinischen Bildern einhergehen und der Patient bei oberflächlicher Betrachtung schnell falsch »eingeordnet« wird.

Die Vorgeschichte (Anamnese) spielt eine große und sorgfältig zu beachtende Rolle. Hielt sich der Patient in den Wochen oder Monaten davor in der Natur auf? Ist ein Zeckenstich erinnerlich?

Zur exakten Diagnose einer Lyme-Borreliose ist eine genaue Befragung vor der eigentlichen Untersuchung von größter Wichtigkeit.

Zur Komplettierung der Diagnostik der Lyme-Borreliose wird man in Blut, Gewebeproben, in der Rückenmarksflüssigkeit (Liquor) und weiteren Körperflüssigkeiten direkt nach dem Erreger suchen, dessen Nachweis schwierig ist. Der direkte Erregernachweis spielt in der klinischen Praxis wegen der geringen Erregerdichte im Körper naturgemäß nur eine untergeordnete Rolle und bleibt bevorzugt wissenschaftlichen Untersuchungen vorbehalten. Beim Rückfallfieber ist das anders, da die Erregerdichte im Patientenblut periodisch sehr hoch ist.

Ein zweiter Weg ist die sog. Serodiagnostik, d.h. der indirekte Nachweis der Erreger über die vom Körper gegen ihn gebildeten Antikörper. Die Serodiagnostik ist leichter und sicherer durchzuführen als der direkte Nachweis des Erregers und steht an erster Stelle, der kulturelle Erregernachweis sollte Speziallaboratorien vorbehalten bleiben. Formal gesehen ist bei vorhandener Wanderröte, dem Erythema migrans, eine solche labordiagnostische Bestätigung der Diagnose nicht erforderlich, insbesondere auch deshalb nicht, weil zu diesem Zeitpunkt oft noch keine nachweisbaren Antikörper vorhanden sind. Hier ist der klinische Befund eindeutig und therapiepflichtig. Man wird aber zur Sicherheit immer auch noch die Labordiagnose anstreben.

Die Deutsche Gesellschaft für Hygiene und Mikrobiologie (DGHM) hat Qualitätsstandards für die Diagnostik der Lyme-Borreliose (MiQ 12 Lyme-Borreliose) entwickelt, die von einem Expertenkomitee verfasst wurden. Die englische Version ist über das Internet kostenlos zugänglich (http://www.dghm.org/red/index.html?cname=MIQ oder http://nrz-borrelien.lmu.de/).

Welche Proben werden für die mikrobiologische Diagnose entnommen? Die Anzucht durch eine Kultur im Reagenzglas oder der molekularbiologische Nachweis (PCR) von Borreliose-Erregern gelingt am besten aus Hautbiopsien, also z.B. aus einer Gewebeprobe aus dem Erythema migrans oder aus Gelenkflüssigkeit.

Zum Antikörpernachweis wird Serum oder Liquor untersucht. Günstig ist der gleichzeitige paarweise Nachweis der Antikörperproduktion in Serum und Liquor.

Direkter Nachweis von Lyme-Borrelien. Der Erreger wird mittels Polymerase-Kettenreaktion (PCR, Nachweis von Teilen der Erreger-DNS, diese DNS-Anteile werden mittels einer molekularbiologischen Methode so lange identisch kopiert, bis man sie sichtbar machen kann) nachgewiesen oder durch Kultur in einem Kulturmedium angezüchtet. Der Erregernachweis kann in speziellen Fällen hilfreich sein, in denen der klinische Befund trotz negativer Serologie deutlich auf eine Lyme-Borreliose hinweist.

Durch spezielle Färbemethoden kann man die Ausbildung von Oberflächenproteinen (Osp) C und A nachweisen.

Antikörpernachweis. Die serologische Diagnostik wird in der Regel in zwei Stufen durchgeführt. Mit einem empfindlichen Enzymimmuntest (Enzyme-linked-immuno-sorbent-assay, ELISA) wird in Blut oder bei Neuroborreliose auch in Rückenmarksflüssigkeit (Liquor) nach Antikörpern gegen Borrelien gesucht. Im positiven Falle wird mit einem weiteren und viel spezifischerem Immuntest (Western-Blot) eine Bestätigung des ersten Tests angestrebt. Die Pfiffigkeit dieser Form des Antikörpernachweises liegt in der Kombination der beiden genannten Nachweise. Der erste empfindliche Test stellt sicher, dass auch schwache Antikörperreaktionen im Körper noch nachgewiesen werden. Die hohe Spezifität im zweiten Test stellt sicher, dass die nachgewiesenen Antikörper wirklich auf eine Infektion mit Lyme-Borrelien und nicht auf verwandte Erreger wie zum Beispiel dem Erreger der Syphilis zurückzuführen sind. Gehen beide Tests positiv aus, ist man unzweifelhaft einer Infektion mit Lyme-Borrelien auf der Spur. Ob es sich um eine behandlungsbedürftige Erkrankung handelt, muss allein der Arzt aufgrund des klinischen Befundes entscheiden. Beide Testsysteme wurden im Laufe der Jahre immer weiter verbessert. Die in jüngster Zeit auf gentechnischem Wege hergestellten Borrelien-Antigene ermöglichen eine zunehmend klare diagnostische Aussage, weshalb die Verwendung von Testsystemen, die dem gegenwärtigen Stand der Wissenschaft entsprechen, zu fordern ist.

Western-Blot: Die durch eingefärbte Bandenmuster auf Zellulosestreifen nachgewiesenen Bestandteile der Borrelien, an denen sich die Antikörper aus dem Patientenserum binden, ermöglichen Aussagen über die ungefähre Dauer der Auseinandersetzung zwischen dem Immunsystem des Patienten und den Erregern, d.h., wie lange eine gegebene Infektion besteht bzw. bestanden hat.

Der gleichzeitige Nachweis von Antikörpern in Blut und Rückenmarksflüssigkeit (Liquor) und die Berechnung eines Liquor/Serum-Index wird bei Verdacht auf eine Neuroborreliose ermittelt.

Serologische Befunde in verschiedenen Stadien der Erkrankung (nach Wilske und Fingerle, 2006, modifiziert). Die Interpretation serologischer Testergebnisse muss immer im Zusammenhang mit den klinischen Befunden erfolgen. Hier sind Falldefinitionen hilfreich. In Erkrankungsphase I (Erythema migrans) besitzen nur 20 – 50% der Patienten nachweisbare Antikörper (sind seropositiv). In Erkrankungsphase II (akute Neuroborreliose) steigt die Seropositivität (IgM und/oder IgG Antikörper) auf 70 – 90%. Dabei sind IgM-Antikörper frühzeitig auftretende Antikörper, die i.d.R. nach einigen Wochen vollständig wieder verschwinden und IgG-Antikörper solche, die erst nach einigen Wochen auftreten und sehr lange (bei einigen Infektionskrankheiten lebenslang) vorhanden sind.

Die Präsenz spezifischer Antikörper beweist nicht das Vorhandensein einer klinischen Manifestation. Ein positiver Antikörpertest kann auch durch klinische oder subklinische Infektionen in der Vergangenheit bedingt sein.

Es werden mehrere diagnostische Methoden bei der Lyme-Borreliose angeboten, die ungeeignet sind oder deren Wert nicht demonstriert werden kann. Diese werden i.d.R. auch von den Kassen nicht übernommen und müssen, wenn der Patient ihre Anwendung möchte, privat bezahlt werden. Dazu gehört, neben anderen, der sogenannte Lymphozytentransformationstest (LTT).

Wie wird die Lyme-Borreliose behandelt?

Wichtig: Die Therapie einer Lyme-Borreliose gehört in die Hand eines erfahrenen Arztes. Die folgenden Ausführungen sind keinesfalls eine Anleitung zur Selbstmedikation durch den medizinischen Laien, sondern sollen nur der grundsätzlichen Orientierung dienen. Hier werden Grundtatsachen angesprochen, die es dem Betroffenen ermöglichen, die Anordnungen des Arztes zu verstehen und dadurch bewusster an ihrer Umsetzung mitzuwirken. Da es sich bei dem Erreger der Lyme-Borreliose um ein Bakterium handelt, kann man ihn mit Antibiotika schädigen bzw. abtöten. Diese Antibiotika hemmen das Wachstum von Bakterien oder töten sie ab, ohne andere Zellen (Körperzellen) zu schädigen. Viele Antibiotika wirken nur oder zumindest besonders intensiv auf sich gerade teilende Bakterienzellen. Lyme-Borrelien teilen sich nur alle 12 – 24 Stunden, also extrem langsam für Bakterien, die sich i.d.R. sonst alle 20 – 30 Minuten teilen können (z.B. Eitererreger, Lebensmittel vergiftende Bakterien). Auch wegen dieser Eigenschaften der Lyme-Borrelien ist eine lange und hoch dosierte Behandlung bei einer Lyme-Borreliose notwendig.

Antibiotika sind Substanzen, die gezielt Bakterien vernichten können, gleichzeitig aber die Körperzellen des infizierten Menschen nicht oder nur unwesentlich schädigen. Trotzdem verursachen sie Nebenwirkungen, weil sie z.B. neben der Abtötung des krankmachenden Bakteriums auch die normale Keimflora, z.B. im Darm, ebenfalls vernichten. Eine Folge davon sind z.B. Durchfälle unter der Therapie. Auch die Immunabwehr kann beeinträchtigt werden, was z.B. bei Frauen zu unangenehmem Wachstum von Pilzen in der Vagina während der antibiotischen Therapie führen kann. Deshalb sind Antibiotika keine leichtfertig einzusetzenden Mittel. Sie gehören immer in die Hand des Arztes, der sie verschreibt und auch die Therapie und eventuelle Nebenwirkungen überwacht.

Für eine erfolgreiche Therapie mit Antibiotika ist sowohl die korrekte Dosierung als auch die Zeitdauer der Einnahme von größter Wichtigkeit. Auch bei schneller Besserung der Beschwerden müssen Medikamente unbedingt über den gesamten verordneten Zeitraum eingenommen werden.

Für eine erfolgreiche Antibiotikatherapie ist neben der richtigen Dosierung noch die Zeitdauer der Einnahme wichtig. Oft geht es den Patienten bereits wenige Tage nach Therapiebeginn deutlich besser oder die Beschwerden sind völlig verschwunden. Dann ist entscheidend, dass das Medikament noch die gesamte verordnete Zeitdauer eingenommen wird, um auch das letzte, vielleicht in einer für das Antibiotikum schlecht zugänglichen Körpernische noch vorhandene Bakterium abzutöten und einen späteren Rückfall auszuschließen.

Evaluierte Standardverfahren zur Therapie der Lyme-Borreliose existieren nach wie vor nicht. Die Zahl der kontrollierten Studien zur Therapie der Lyme-Borreliose ist klein. Es haben sich aber bestimmte Protokolle in der Praxis bewährt, die hier kurz aufgeführt werden sollen. Die verwendeten Antibiotikapräparate und Therapieschemata müssen sich an den Krankheitsphasen und klinischen Leitbildern orientieren. Eine Behandlung bei einem Erythema migrans oder weiteren klinischen Zeichen einer Lyme-Borreliose ist zwingend notwendig; Spontanheilungen sind bei dieser Erkrankung höchst unwahrscheinlich.

Weiterführende Literatur zur Behandlung der Lyme-Borreliose findet man bei Hassler (2006), Pfister und Rupprecht (2006) und Kaiser und Kollegen (2006). Im Wesentlichen besagen diese Veröffentlichungen, dass bei einer Lyme-Borreliose in der Erkrankungsphase I bei Erwachsenen Doxycyclin oral zu verwenden ist und bei Kindern Amoxicillin. In der chronischen Phase einer Lyme-Borreliose versprechen nur noch intravenös verabreichte Cephalosporine der dritten Generation Heilung.

Therapie in der Schwangerschaft. Die Antibiotikatherapie einer Lyme-Borreliose während der Schwangerschaft entspricht grundsätzlich der bei Nichtschwangeren. Tetracycline sind in der Schwangerschaft und während des Stillens nicht zugelassen. Cefuroxim und Ceftriaxon sollten im ersten Drittel der Schwangerschaft möglichst nicht gegeben werden. Amoxicillin, Cefuroximaxetil und Penicillin sind die Antibiotika der ersten Wahl bei einer Lyme-Borreliose, wenn eine Schwangerschaft vorliegt.

Therapie bei Kindern. Bei der Therapie einer Lyme-Borreliose des Kindes ist die Gabe von Penicillin V und G, Amoxicillin, Cefuroximaxetil und Azithromycin möglich, wobei sorgfältig auf die altersspezifische Dosierung geachtet werden muss (Kaiser und Kollegen, 2006). Cefotaxim und Doxycyclin sollten nicht verabreicht werden.

Therapie in den verschiedenen Krankheitsphasen. In der **Phase I** einer Lyme-Borreliose sollte bei Erwachsenen Doxycyclin, alternativ Amoxicillin oder Cefuroximaxetil Verwendung finden, bei Kindern: Amoxicillin, Cefuroximaxetil oder Azithromycin.

Bei Schwangeren wird der Einsatz von Amoxicillin und Cefuroximaxetil empfohlen.

Die Behandlungsdauer beträgt i.d.R. 3 Wochen, bei Azithromycin 10 Tage.

In der Phase II erfolgt die Therapie wie in Phase I, alternativ auch eine intravenöse Therapie mit Cefotaxim oder Ceftriaxon. Bei Beteiligung des Zentralen Nervensystems werden Cephalosporine intravenös verabreicht.

In der Phase III verabreicht man Cefotaxim und Ceftriaxon 3 Wochen intravenös.

Bessere Erfolge durch Verlängerung der Therapie sind nicht zu belegen. Die Wirksamkeit von oralem Doxycyclin in dieser Phase ist nicht bewiesen.

Kann man den Behandlungserfolg aus den serologischen Befunden ablesen? Die Höhe der IgG-Antikörpertiter (s.o.) kann weder etwas aussagen über das Krankheitsstadium noch über die aktuelle Krankheitsaktivität oder einen möglichen Therapieerfolg oder -misserfolg. Hohe IgG-Titer bleiben auch nach einer erfolgreichen Therapie für einige Monate erhalten. Es ist somit auch nicht sinnvoll, Titerverlaufskontrollen nach einer Therapie durchzuführen, um den Erfolg der Therapie abzuschätzen.

Gibt es Antibiotikaresistenzen? Bei einer frischen, noch nicht chronifizierten Lyme-Borreliose gibt es nur eine geringe Anzahl von Therapieversagern bei Antibiotikatherapie. Ähnlich wie beim Erreger der Syphilis sind keine Antibiotikaresistenzen beschrieben worden, wie sie von anderen bakteriellen Krankheitskeimen bekannt sind. Es existieren aber Wirksamkeitsunterschiede zwischen verschiedenen Antibiotika gegenüber den verschiedenen Erregern der Lyme-Borreliose.

Ist man nach einer Lyme-Borreliose immun gegen eine erneute Erkrankung?

Der menschliche Körper verfügt auch ohne vorherigen Kontakt mit dem Erreger über Möglichkeiten, die durch einen Zeckenstich übertragenen Lyme-Borrelien zu vernichten. Daraus resultiert, dass »nur« 3 – 5% (geschätzt) der Menschen, die erstmals mit Lyme-Borrelien infiziert werden, klinische Symptome einer Lyme-Borreliose entwickeln. Die Abwehr der Erreger geschieht in einer frühen Phase, in der eine spezifische Immunität noch nicht vorhanden ist, auf unspezifischem Wege, z.B. durch Fresszellen, die in den Körper eingedrungene Bakterien erkennen, aufnehmen und abtöten. Auch weitere Faktoren im Blut (Komplementsystem) wirken abwehrend, indem sie an der Zerstörung der Bakterien beteiligt sind, jedoch gibt es auch Lyme-Borrelien, die diese Mechanismen bereits unterlaufen können. Diese Formen haben Oberflächen-Eiweiße entwickelt, die diese löslichen Faktoren nicht wirksam werden lassen.

Im Verlauf der Auseinandersetzung mit den eingedrungenen Erregern entwickeln sich nach einigen Wochen im Blut Antikörper, die gezielt gegen diese Borrelien vorgehen und sie vernichten können (oft in Verbindung mit anderen Abwehrmechanismen). Dieses Abwehrsystem funktioniert sehr gut und ergibt eine belastbare Immunität. Diese schützt bei erneutem Eindringen des identischen Bakterienstammes vor einer erneuten klinischen Erkrankung. Trotzdem kann man nach einer Lyme-Borreliose, die ausgeheilt wurde, erneut an einer Lyme-Borreliose erkranken. Logisch ist eine Neuerkrankung nach Zeckenstich, wenn ein Borrelienstamm mit anderen Eigenschaften übertragen wird. Als Stämme werden in der Mikrobiologie z.B. Bakterien bezeichnet, die sich vom Ausgangsbakterium mit wissenschaftlichen Methoden in manchen Eigenschaften deutlich unterscheiden lassen, wobei diese Unterschiede für eine Einstufung als neue Bakterienart aber zu geringfügig sind. Zu erneuten Erkrankungen kann es auch kommen, wenn aufgrund einer frühzeitig eingeleiteten und erfolgreichen Antibiotikatherapie die Borrelien vernichtet wurden und nicht genügend Zeit für den Körper für die Ausbildung von Antikörpern bestand. Insbesondere schützende Antikörper können dann innerhalb von Wochen bis Monaten wieder verschwinden. Schützende Antikörper richten sich gegen Bakterienbestandteile, die am Krankheitsgeschehen mitbeteiligt sind. Daneben werden auch Antikörper gegen andere Bestandteile gebildet, die »neutral« sind.

Die Situation ist anders, wenn eine scheinbar überwundene Krankheit wieder aufflackert (Rezidiv). Meist ist dafür eine zu kurze oder unterdosierte Antibiotikatherapie die Ursache.

Gibt es Impfstoffe gegen Lyme-Borreliose?

Im Gegensatz zur FSME gibt es gegen die Lyme-Borreliose gegenwärtig keinen für die Anwendung beim Menschen zugelassenen Impfstoff.

Aufgrund des sehr komplexen äußeren Aufbaus der verschiedenen Lyme-Borrelien mit zahlreichen Oberflächenproteinen (Antigenen) und ihrer Wandlungsfähigkeit je nach Wirt (Zecke, Wirbeltier) und dem unterschiedlichen geografischen Vorkommen der verschiedenen Lyme-Borrelien-Genospezies, ist die Entwicklung von Impfstoffen gegen die Lyme-Borreliose sehr schwierig. Auch unterscheiden sich Lyme-Borrelien im Vorhandensein einiger Oberflächenproteine (Osp), wenn sie sich im Zeckendarm, der Zeckenspeicheldrüse oder im Warmblüterorganismus befinden.

Man muss zwischen Impfstoffen unterscheiden, die alternativ gegen zwei wichtige Oberflächenproteine gerichtet sind (OspA und OspC). Lyme-Borrelien mit OspA und ohne OspC finden sich im Darm von frei lebenden Zecken. Nimmt eine Zecke bei der Blutmahlzeit warmes Blut auf, wird von diesen im Darm befindlichen Borrelien bald immer weniger OspA und immer mehr OspC produziert. Im Warmblüterorganismus besitzen Lyme-Borrelien jedoch OspC, nicht aber OspA.

Ein OspA-Impfstoff soll im Körper des Menschen die Bildung von Antikörpern anregen, die bei Beginn der Blutmahlzeit einer infizierten Zecke mit dem Blut in den Zeckendarm gelangen und zur Zerstörung der dort vorhandenen Borrelien führen (die zu diesem Zeitpunkt noch OspA besitzen), bevor diese ihre OspA-Produktion vermindern, in die Zeckenspeicheldrüsen vordringen und auf den Wirt übertragen werden. Dadurch kommt es gar nicht erst zur Übertragung von Borrelien auf den Menschen.

Mit einem Impfstoff, der den Körper zur Bildung von Antikörpern gegen OspC veranlasst, kann man in den Warmblüterkörper eingedrungene Borrelien vernichten.

Ein OspA-Impfstoff wurde 1999 als Präparat LYMErix in den USA zugelassen und an potenziell exponierte Personen im Alter von 15 bis 70 Jahren verimpft. Die erzielten Ergebnisse waren gut. Bereits im Februar 2002 wurde dieser Impfstoff aber wieder vom Markt genommen. Die offizielle Information des Herstellers lautete, dass die Nachfrage in den USA zu gering gewesen wäre.

Obwohl Bemühungen um die Entwicklung eines Impfstoffes gegen die Lyme-Borreliose im Gange sind, ist aus den oben genannten Gründen in Europa auch mittelfristig kaum mit einer Zulassung eines Impfstoffs für die Anwendung am Menschen zu rechnen.

Derzeit ist in Europa kein Impfstoff gegen Lyme-Borreliose in Sicht.

Wo tritt die Lyme-Borreliose auf?

Die Lyme-Borreliose ist eine Erkrankung der nördlichen Hemisphäre und tritt in Nordamerika, in weiten Teilen Europas und im Waldgürtel des nördlich gemäßigten Asiens auf.

Europa. Im Gegensatz zur FSME, deren Verbreitungsgebiete in Deutschland und in ganz Europa flickenteppichartig aussehen (s.S. 72), kommt die Lyme-Borreliose fast überall dort vor, wo die weit verbreiteten Schildzecken *Ixodes ricinus* und/oder *Ixodes persulcatus* anzutreffen sind.

Am stärksten betroffen ist Mitteleuropa, und hier vor allem Österreich, Deutschland, Slowenien, Tschechien und die Schweiz, darüber hinaus jedoch auch Südschweden, Bulgarien und Rumänien. Erhebliche lokale Unterschiede sind unverkennbar. Bei hoher Dunkelziffer, auch bedingt durch mangelnde Meldepflichten in vielen Ländern, muss man in Europa (ohne Russland) gegenwärtig von geschätzten 100.000 – 150.000 Neuerkrankungen pro Jahr ausgehen.

Mitteleuropa ist am stärksten betroffen hinsichtlich des Vorkommens von Lyme-Borreliose, vor allem Deutschland, Österreich, Slowenien, Tschechien und die Schweiz.

Bezogen auf die Bevölkerungsdichte (Inzidenz = Erkrankungsfälle pro Jahr pro 100.000 Einwohner) zeigen Österreich und Deutschland die höchste Belastung. Sie werden gefolgt von Slowenien, Schweden, Bulgarien, Holland, Tschechien und der Schweiz.

Da wir in Deutschland im Gegensatz zur FSME keine Meldepflicht für Lyme-Borreliose haben, sind wir auf Schätzungen angewiesen und gehen momentan von 60.000 – 80.000 Neuerkrankungen pro Jahr aus. Lediglich die fünf östlichen Bundesländer (Mecklenburg-Vorpommern, Brandenburg, Sachen, Sachsen-Anhalt und Thüringen) haben ein freiwilliges Meldesystem etabliert.

Durch Russland zieht sich ein breites »Lyme-Borreliose-Band« von St. Petersburg bis Wladiwostok, das mit dem Verbreitungsgebiet der Taigazecke (*Ixodes persulcatus*) identisch ist.

Nordamerika. In den USA werden jährlich zwischen 17.000 – 20.000 Neuerkrankungen an Lyme-Borreliose gemeldet. Auch im südlichen Kanada gibt es Erkrankungsfälle.

In den USA kommt die Lyme-Borreliose in allen Bundesstaaten außer Alaska und Hawaii vor, wenn auch in sehr unterschiedlicher Häufigkeit. Hauptverbreitungsgebiete sind die Ostküstenstaaten Maryland, Delaware, Pennsylvania, New Jersey, New York, Connecticut, Rhode Island, Massachusetts, New Hampshire und Maine. Ein zweites Hauptverbreitungsgebiet liegt im Mittleren Westen, in Wisconsin und Minnesota, und ein drittes im Westen, in Kalifornien, im südlichen Oregon und im westlichen Teil von Nevada.

Überträger (Vektoren) sind an der Ostküste *Ixodes scapularis* und an der Westküste *Ixodes pacificus*, beides in Nordamerika weit verbreitete Schildzecken und nahe Verwandte unseres Gemeinen Holzbocks.

Asien. Fälle von Lyme-Borreliose treten auf allen japanischen Hauptinseln auf, ebenso in China und vermutlich auch in der Mongolei. Die vorhandenen Daten sind allerdings dürftig.

Wie stark sind Zeckenpopulationen mit Lyme-Borrelien durchseucht?

Gebiete, in denen der Gemeine Holzbock *Ixodes ricinus* vorkommt, sind fast immer auch Gebiete, die mit Lyme-Borrelien belastet sind. Und da der Gemeine Holzbock in Europa sehr weit verbreitet ist, ist auch das Verbreitungsgebiet der Lyme-Borreliose entsprechend groß. Hinsichtlich der Durchseuchung des Gemeinen Holzbocks mit Borrelien (Prävalenz) gibt es inzwischen in Europa viele Einzelstudien, die aber ein recht einheitliches Bild vermitteln.

Mit fortschreitender Entwicklung (von der Larve zur Nymphe und zur erwachsenen Zecke) nimmt auch der Durchseuchungsgrad von Zeckenpopulationen mit Borrelien zu.

Ungesogene Larven, soweit überhaupt Untersuchungen existieren, tragen zu nur wenigen Prozent Borrelien. Ungesogene Nymphen sind meist zu ca. 5 – 20% durchseucht (manchmal auch deutlich mehr) und erwachsene Zecken meist zu ca. 10 – 30%. In besonderen Hochrisikogebieten ist durchaus jede zweite erwachsene Zecke Träger von Borrelien. Prävalenzen können über größere Flächen einheitlich sein oder auch kleinräumig stark schwanken. Das größte Risiko einer Infektion geht für den Menschen von den Nymphen aus, da sie relativ klein, zahlenmäßig stark vertreten und im Unterschied zu den Larven häufig stark mit Borrelien durchseucht sind. Stiche erwachsener Weibchen werden meist früher erkannt und dadurch eine Borrelienübertragung erfolgreich verhindert. Durch diverse Umwelteinflüsse oder auch erfolglose Wirtssuche bedingt, geht man davon aus, dass aus 100 geschlüpften Larven durchschnittlich nur etwa 10 Nymphen hervorgehen und aus diesen etwa eine erwachsene Zecke. Innerhalb des Artenkomplexes *Borrelia burgdorferi* sensu lato kommt die Genospezies *Borrelia garinii* am häufigsten vor, gefolgt von *Borrelia afzelii*. Am wenigsten oft findet sich *Borrelia burgdorferi* sensu stricto. Während die beiden erstgenannten Erreger-Genospezies mehr oder weniger gleichmäßig über weite Teile Europas verteilt sind, scheint *Borrelia burgdorferi* sensu stricto von West nach Ost deutlich abzunehmen.

Wie hoch ist das Risiko, durch den Stich einer borrelienhaltigen Zecke zu erkranken?

Es besteht ein wichtiger Unterschied in der Übertragung von der saugenden Zecke auf den Wirt zwischen Borrelien und dem FSME-Virus. Erste FSME-Viren werden mit Beginn des Saugaktes sofort übertragen, Borrelien in der Regel erst nach geraumer Zeit. In den ersten 12 Stunden des Saugaktes (Abb. 20) werden nur auf 1 – 5 % der Menschen Borrelien übertragen, nach 24 Stunden steigt das Übertragungsrisiko dann aber stark an. Nach drei Tagen des Blutsaugens werden auf den Großteil der Probanden diese Erreger übertragen.

Erregerübertragung und Infektion des Menschen sind jedoch nicht gleichbedeutend mit einer Erkrankung. Wie viele Personen erkranken wirklich nach dem Stich einer erregerhaltigen Zecke? Hier gehen die Beobachtungen weit auseinander, natürlich auch dadurch bedingt, dass diese Beobachtungen in unterschiedlichen Gebieten mit Zeckenpopulationen unterschiedlicher Borreliendurchseuchung gemacht wurden. So gibt es Hinweise sowohl aus Europa als auch aus Nordamerika, dass ca. 3% der gestochenen Personen eine Wanderröte (Erythema migrans) entwickeln, in anderen Regionen (z.B. Süddeutschland) erkrankten 16%, in Slowenien sogar bis zu 40% der von Zecken gestochenen Personen.

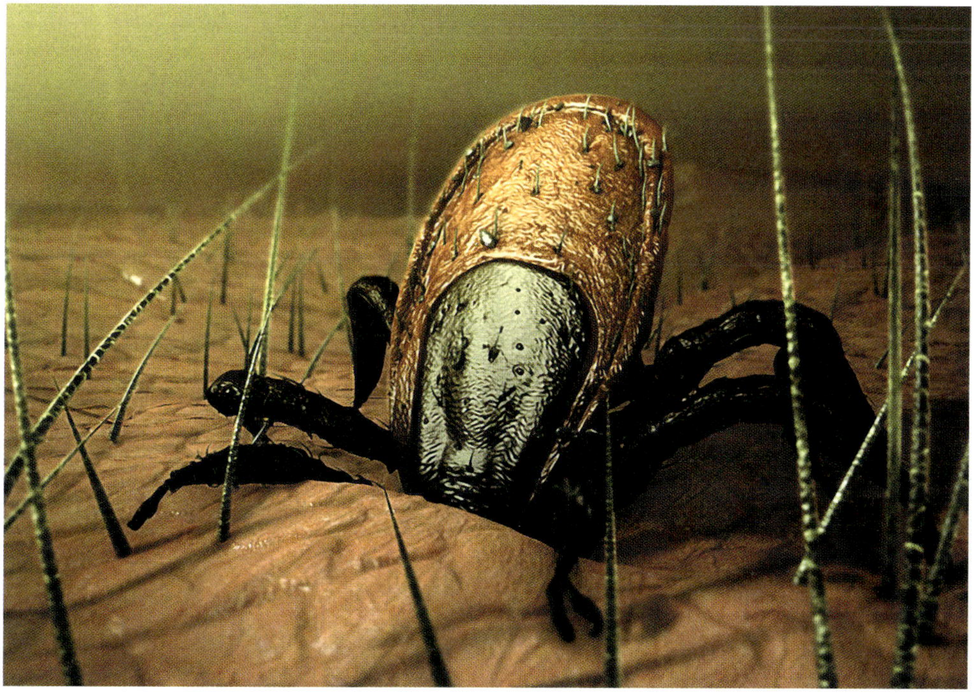

Abb. 20: Frisch angesaugte und tief in die Haut eingebohrte Zecke. Bei der Blutmahlzeit erfolgt die Erregerübertragung.
(www.zecken.de)

Können auch andere Blutsauger als Zecken (z.B. Insekten) Lyme-Borrelien übertragen?

Diese Frage wird häufig gestellt und ist gegenwärtig nicht abschließend zu beantworten. Veröffentlichungen, die wissenschaftlichen Kriterien standhalten, gibt es dazu nicht.

Einzelnachweise von Borrelien in blutsaugenden Stechfliegen sind beschrieben worden, dokumentierte Erregerübertragungen dagegen nicht.

Somit ist beim gegenwärtigen (geringen) Stand des Wissens zu konstatieren, dass von anderen blutsaugenden Ektoparasiten in Bezug auf Lyme-Borreliose keine, oder wenn überhaupt, nur eine geringe Gefahr ausgeht.

Prophylaktische Antibiotikagabe nach Zeckenstich?

In der Europäischen Union mit ca. 490 Mio. Einwohnern rechnet man jährlich mit schätzungsweise 50 – 150 Mio. Menschen, die einen Zeckenstich erleiden. Bei Durchseuchungsraten der Zecken von bis zu 50% ist das (subjektiv empfundene) Risiko, sich durch Zeckenstiche mit Lyme-Borrelien zu infizieren und anschließend möglicherweise an einer Lyme-Borreliose zu erkranken, evident. Diese Überlegung führte in den letzten Jahren zu einer immer häufiger angewendeten vorbeugenden (prophylaktischen) Antibiotikagabe nach bemerktem Zeckenstich. Der Nutzen einer Antibiotikagabe direkt nach einem Zeckenstich, ohne dass eine Erkrankung vorliegt, ist wissenschaftlich nicht erwiesen. Es gibt keine Studien, die uns auf solider Grundlage Richtlinien für ein solches Handeln geben (wann, welche Präparate, in welcher Dosierung?). Insofern sind hierbei mögliche Risiken und unbewiesener Nutzen besonders sorgfältig gegeneinander abzuwägen. So ist die Gefahr von Nebenwirkungen durch eine prophylaktische Antibiotikagabe real; das grundsätzliche Risiko, dass andere im Körper befindliche Erreger eine Antibiotikaresistenz entwickeln, ebenfalls. So wurden zwar bei Borrelien keine Resistenzen ausgebildet, jedoch ist dies bei anderen Erregern, die sich im Körper befinden, durchaus möglich.

Eine Antibiotikagabe nach Zeckenstich kann außerdem unmöglich bei jenen Bevölkerungsgruppen durchgeführt werden, die am stärksten zeckenexponiert sind. Forstarbeiter und andere in Zeckengebieten tätige Berufsgruppen, die in der »Zeckensaison« durchaus täglich mehrere Zecken vom Körper entfernen müssen, müssten von April bis Oktober unter eine unsinnige Dauermedikation gesetzt werden, was per se unmöglich ist. Da eine früh erkannte und sicher diagnostizierte Lyme-Borreliose durch die richtige Behandlung (Präparat, Zeitdauer, Dosierung etc.) vollständig therapierbar ist, besteht auch keine Veranlassung für eine solche belastende Prophylaxe.

Außerdem wird befürchtet, dass z.B. bei einer einmaligen Applikation eines Antibiotikums nach Zeckenstich, bei dem Lyme-Borrelien übertragen wurden, die Borrelien nicht vollständig eliminiert werden und es Wochen oder Monate später doch zu einer Lyme-Borreliose kommt. Zu diesem Zeitpunkt denkt aber i.d.R. niemand mehr an den ursprünglichen Zeckenstich und die Lyme-Borreliose mag unerkannt bleiben, was dann zu den bekannten Spätfolgen führen könnte.

Die Fachleute sind sich nicht einig darüber, ob die prophylaktische Verabreichung von Antibiotika nach einem Zeckenstich sinvoll ist.

Prophylaktische Antibiotikagabe nach Zeckenstich (»Antibiose nach Zeckenstich«) wird unter Fachleuten durchaus kontrovers diskutiert. Es gibt Ärzte, die eine einmalige Doxycyclin-Gabe nach Zeckenstich befürworten. In den USA wird relativ häufig nach Zeckenstich prophylaktisch mit Antibiotika »behandelt«. Weiterhin gibt es Ärzte, die bei psychisch besonders belasteten Probanden nach Zeckenstich (Patienten wäre hier keine zutreffende Bezeichnung) Antibiotika »zur Beruhigung« geben. In solchen Situationen ist dann aber unbedingt zu erwarten, dass diese Ärzte den Probanden auch über längere Zeit betreuen und auf Zeichen einer möglichen späteren Erkrankung achten.

Andere durch Zecken übertragene bakterielle Erkrankungen

Anaplasmose/Ehrlichiose

Das besondere an diesen Bakterien, die früher Ehrlichien (benannt nach Paul Ehrlich) und neuerdings Anaplasmen genannt werden, ist, dass sie im Innern von weißen Blutkörperchen (Granulozyten und Monozyten, also Fresszellen) leben und deshalb gegen Antibiotika und Abwehrmechanismen des Körpers recht gut abgeschirmt sind.

Das Krankheitsbild, die **H**umane **G**ranulozytäre **A**naplasmose (HGA) (früher auch als Ehrlichiose, HGE, bezeichnet) wird in Europa selten beobachtet, die klinisch-epidemiologische Situation ist noch unklar. Der bakterielle Erreger ist *Anaplasma phagocytophilum*. Einerseits wird der Erreger relativ häufig in Zecken nachgewiesen (in bis zu 5%!) und die gegen ihn im Menschen produzierten Antikörper noch häufiger (in bis zu 10%), andererseits werden wirkliche klinische HGA-Fälle sehr selten beobachtet bzw. diagnostiziert. Das liegt vor allem auch an dem nur schwer einzuordnenden Krankheitsbild, das mit Fieber und Kopfschmerzen, Abgeschlagenheit und Muskelschmerzen einhergeht und deshalb zunächst leicht mit einem grippalen Infekt verwechselt werden kann. Hautausschläge sind selten. Der Erreger kann lichtmikroskopisch (bestimmte Zellformen in Blut und Knochenmark: Morulae, »Maulbeeren«) oder molekularbiologisch (Polymerase-Kettenreaktion, PCR) oder durch Antikörpernachweis in Blut und Rückenmarksflüssigkeit (Liquor) identifiziert werden. In Deutschland sind noch keine klinischen Erkrankungen registriert worden, begründete Verdachtsfälle schon. Einzelfälle wurden in einigen europäischen Ländern beobachtet. Die Diskrepanz zwischen der Häufigkeit klinischer Erkrankungen und der epidemiologischen Situation hängt neben der mangelnden Diagnostik bzw. des »Nicht-daran-Denkens« sicher auch damit zusammen, dass ein großer Anteil der Infizierten nur einen subklinischen Verlauf, also eine Infektion ohne bemerkbare oder erkennbare klinische Beschwerden erlebt.

Eine Therapie mit Tetracyclinen ist wirkungsvoll. In Europa wird der Erreger durch Stiche des Gemeinen Holzbocks und der Taigazecke übertragen.

Die durch das Bakterium *Ehrlichia chaffeensis* hervorgerufene **H**umane **M**onozytäre **E**hrlichiose (HME) kommt in Deutschland und Europa nicht vor, jedoch in den USA, wo *Amblyomma*-Zecken die Überträger (Vektoren) sind.

Rickettsiosen

Rickettsien sind sehr kleine, kugelförmige Bakterien, die ausschließlich im Innern von Zellen existieren und sich durch Querteilung vermehren. Der von Kleiderläusen und nicht von Zecken übertragene Erreger des Fleckfiebers oder des Flecktyphus ist *Rickettsia prowazekii*. Diese Erkrankung hat in früheren Zeiten Millionen von Menschen, insbesondere Soldaten im Feld, das Leben gekostet. Mit der Zurückdrängung der Kleiderlaus ist die Bedeutung dieser Erkrankung immer mehr gesunken. Andererseits gibt es eine Reihe von Rickettsiosen, die durch Zecken übertragen werden und die ihre Bedeutung unverändert behalten haben. Durch Zecken übertragene Rickettsien sind in letzter Zeit mehrfach entdeckt worden.

Seit Beginn der1980er-Jahre sind allein in Europa fünf neue Rickettsiosen, die durch Zecken übertragen werden, beschrieben worden.

Rickettsia slovaca ruft die sog. **TIBOLA** (**ti**ck-**bo**rne **l**ymph**a**denopathy, deutsch: von Zecken übertragene Lymphadenopathie) hervor. Bei dieser Erkrankung entstehen insbesondere im Bereich des behaarten Kopfes bei Kindern und jungen Erwachsenen geschwürige, nässende Areale. Diese Rickettsienart wird vom Gemeinen Holzbock sowie von *Dermacentor*- und *Haemaphysalis*-Zecken übertragen. Die epidemiologische Bedeutung ist offenbar klein.

Rickettsia conorii ruft das **Mittelmeerfleckfieber** oder **Altweltzeckenfieber** hervor und wird von *Rhipicephalus*-Zecken übertragen. Typisch ist dabei zunächst ein kleines Geschwür, das blau-schwarz gefärbt sein kann. Es folgen hohes Fieber, Muskel- und Kopfschmerzen und ein Hautausschlag am ganzen Körper. Etwa 2% der Patienten versterben. Doxycyclin ist ein Mittel der Wahl für die Therapie.

Rickettsia rickettsii ruft das **Rocky Mountain Spotted Fever** hervor. *Dermacentor*-Zecken übertragen den Erreger. Nach einer Inkubationszeit von 6 – 8 Tagen treten Fieber, Kopf- und Gliederschmerzen auf, gefolgt von einem typischen Hautausschlag. Unbehandelt verläuft die Erkrankung häufig sehr schwer. Todesfälle entstehen durch Nieren- und Lungenversagen, Schock und innere Blutungen.

Q-Fieber

Der Erreger des Q-Fiebers (auch Balkangrippe, Query fever) ist *Coxiella burnetii*, ebenfalls eine Rickettsie. Überträger sind in Europa vor allem *Dermacentor*-Zecken. Hauptsächlich Schafe, seltener Ziegen und Rinder, bilden Erregerreservoire. Die Übertragung des Erregers erfolgt dabei primär nicht via Zeckenstich, sondern durch die Ablagerung erregerhaltigen Zeckenkotes an der Einstichstelle. Die Erreger gelangen durch Einkratzen über die Haut ins Tier. Beim Tier kommt es insbesondere zu Aborten durch eine Coxiellen-Infektion. Werden die Geburtsflüssigkeit und die Plazenta nicht ordnungsgemäß entsorgt bzw. desinfiziert, entstehen stark erregerhaltige Stäube, die der Mensch einatmen kann und dann erkrankt. Dieser Weg ist deshalb für den Erreger besonders effektiv, da er gegen Austrocknung, UV und andere Einflüsse sehr resistent ist. Auch Infektionen über erregerhaltige Milch kommen vor.

Milde bis hochfieberhafte Infekte des Menschen, oft auch mit Kopf- und Gliederschmerzen und einer Lungenentzündung, sind die Folge. Hirnhautentzündungen und Entzündungen des Herzmuskels und Herzbeutels komplizieren den Krankheitsverlauf. Es gibt einen chronischen, langwierigen Verlauf, der insbesondere mit Herzklappenentzündungen einhergeht. Schwangere sind besonders gefährdet.

Das Einatmen erregerhaltiger Stäube am Rande von Schafweiden oder auf weidenahen Wanderwegen, auf denen abgelammt wurde, ohne Entsorgungs- und Desinfektionsmaßnahmen durchzuführen, führt dann beim Menschen in angrenzenden Wohngebieten o.ä. zu Krankheitsausbrüchen mit Dutzenden bis Hunderten von Erkrankungen.

Ein geeignetes Therapeutikum ist Doxycyclin.

Das Q-Fieber ist eine bedeutende Zoonose, auch in Deutschland. Zwischen 2003 und 2006 wurden jährlich durchschnittlich 280 Erkrankungen des Menschen registriert.

Hasenpest (Tularämie)

Das Bakterium *Francisella tularensis* ruft die Hasenpest hervor. *Dermacentor*- und selten *Ixodes*-Zecken sind die Überträger. Der Mensch steckt sich oft durch Schlachten bzw. Abbalgen von Wildhasen an, wenn er mit infiziertem Blut in Kontakt kommt. Infektiöse Stäube aus an Tularämie gestorbenen, zersetzten Nagern, die vom Menschen eingeatmet werden, führen ebenfalls zu Erkrankungen, dann auch meist in epidemischem Ausmaß.

Der klinische Verlauf ist, auch abhängig von der Eintrittspforte des Erregers, sehr vielgestaltig. Er kann die Lymphknoten betreffen, den Magen-Darm-Trakt, das Auge, oder es kommt zu einem septischen Verlauf, d.h., die Erreger breiten sich mit dem Blutstrom aus und befallen dann viele wichtige Organe wie Herz, Hirn, Nieren usw. Der septische Verlauf ist mit hohem Fieber verbunden, auch mit Kopfschmerzen und Schweißausbrüchen. Es herrscht ein schweres Krankheitsgefühl vor. Als Komplikationen können schwere Entzündungen der Hirnhaut, des Herzbeutels und des Knochenmarks auftreten. Entzündungen der Skelettmuskulatur führen oft zu einer Beeinträchtigung der Nierenfunktion.

Nach Übertragung des Erregers durch einen Zeckenstich entsteht an der Stichstelle oft ein schlecht heilendes Geschwür.

Bakterienanzucht bzw. Nachweis des Erregers mittels Polymerase-Kettenreaktion (PCR) führen zur Diagnose, dagegen kann die Serologie nur zur Bestätigung der Diagnose eingesetzt werden, da Antikörper zu spät auftreten, um therapeutisch noch relevant zu werden.

Aminoglykosid-Antibiotika wirken gut. Ciprofloxacin wurde bei Rückfällen unter einer Aminoglykosid-Therapie erfolgreich eingesetzt.

Die Tularämie ist in Deutschland eine seltene Erkrankung. Zwischen 2003 und 2006 wurden jährlich durchschnittlich 6 Erkrankungen beim Menschen registriert.

Virale Erkrankungen

Frühsommer-Meningoenzephalitis (FSME)

Erreger

Die Frühsommer-Meningoenzephalitis (FSME) (Schneider'sche Erkrankung, biphasisches Milchfieber, engl. tick-borne encephalitis [TBE]) ist die wichtigste durch Zecken übertragene virusbedingte Erkrankung des Menschen in Europa. Diese Erkrankung ist eine typische sog. virale Zoonose, d.h. eine Erkrankung, die vom Tier auf den Menschen übertragen wird. Das FSME-Virus ist ein kleines RNS-Virus (Viren werden nach ihrem Erbgut Ribonukleinsäure, RNS, bzw. Desoxyribonukleinsäure, DNS, in zwei Gruppen eingeteilt) und gehört zur Verwandtschaftsgruppe der Flaviviren, die eine große Zahl weiterer bekannter humanpathogener Viren enthält (z.B. Gelbfiebervirus, Dengue-Viren, Abb. 21). Es handelt sich um ein Virus, das bevorzugt Nervenzellen befällt. Auf der Basis molekularbiologischer Daten unterscheiden wir drei verschiedene Typen, den Zentraleuropäischen, den Fernöstlichen und den Sibirischen Typ. Dabei sind aber die Unterschiede in den Oberflächenproteinen zwischen diesen drei Virustypen zum Glück so gering, dass die in Deutschland auf dem Markt befindlichen Impfstoffe gegen alle drei Typen schützen.

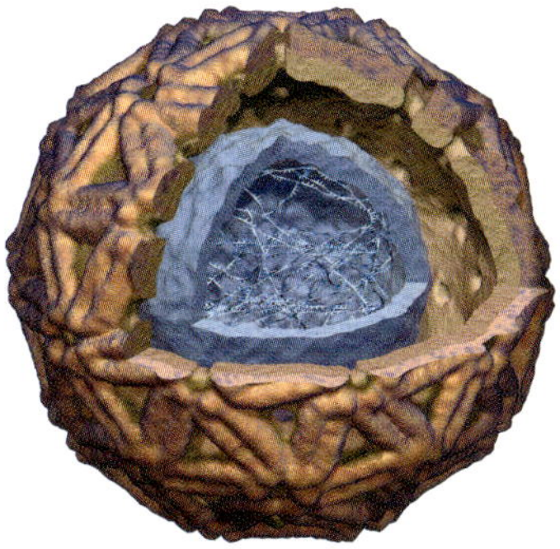

Abb. 21: FSME Virus – Strukturmodell Virusmodell, wobei besonders die Oberflächeneiweiße dargestellt sind, die an der Wirtszelle an sog. Rezeptoren andocken. Diese Oberflächeneiweiße werden durch spezifische Antikörper blockiert. (www.zecken.de)

Die RSSE (Russian Spring Summer Encephalitis, hervorgerufen durch den Fernöstlichen Typ) ist die russische Variante der FSME, die klinisch meist schwerer verläuft. Während z.B. die Letalität bei einer

FSME mit Befall des Zentralen Nervensystems in Mitteleuropa 1 – 2% beträgt, werden in Sibirien Werte von 20 – 40% erreicht. Erschreckend ist dabei auch der z.T. sehr schwere klinische Verlauf bei Kindern mit hoher Letalität (wird in Mitteleuropa glücklicherweise nicht annähernd erreicht).

Kurze Entdeckungsgeschichte

Ende der 1920er-Jahre untersuchte man in Österreich eine Hirnhautentzündung, die überwiegend im Frühsommer und Sommer seuchenhaft auftrat. In den frühen 1930er-Jahren erkannte man im Fernen Osten der Sowjetunion, dass diese schwere Erkrankung im Zusammenhang mit Zeckenstichen steht und nicht durch Bakterien ausgelöst wird. Eine erste Virusisolierung erfolgte 1937. Im Jahre 1948 wurde das Virus in der Tschechoslowakei aus einem Erkrankten isoliert, 1959 erstmalig in Deutschland.

Die Erkrankung

Bei der überwiegenden Zahl der Erkrankungsfälle gelangt das Virus durch den Stich einer infizierten Zecke in den menschlichen Organismus. Es gibt aber noch einen anderen (sehr selten vorkommenden) Übertragungsweg: Wenn sich Weidetiere, insbesondere Schafe und Ziegen, seltener Rinder, durch Zeckenstiche infiziert haben und das Virus sich in ihrem Blut vermehrt, kann es auch mit der Milch ausgeschieden werden. Wird diese Milch nicht abgekocht oder pasteurisiert, kann sich der Mensch durch den Genuss dieser infizierten Rohmilch oder daraus hergestelltem Frischkäse mit dem FSME-Virus infizieren und erkranken. Diese Erkrankungsform unterscheidet sich nicht von der durch einen Zeckenstich übertragenen.

Durch den Zeckenstich (und virusbelastete Rohmilch) gelangt das Virus in den menschlichen Organismus und vermehrt sich zunächst an der Stichstelle bzw. in den umliegenden Lymphknoten. Anschließend verbreitet es sich über den Blutkreislauf über den gesamten Körper und es kommt zur Virusvermehrung in verschiedenen Organen, auch im Blut. Das FSME-Virus gelangt auch in das Zentrale Nervensystem und kann dort Nervenzellen zerstören. Entsprechend resultieren daraus dann die verschiedensten Funktionsausfälle.

7 – 14 Tage nach dem Zeckenstich (selten schon nach 4 – 5 und ebenfalls selten erst nach 21 – 28 Tagen) treten erste Krankheitserscheinungen auf. Es handelt sich um eine ähnliche Krankheit wie eine Sommergrippe mit Fieber und Kopfschmerzen, auch Muskelschmerzen und Abgeschlagenheit. Beschwerden in Magen und Darm können auftreten. Es ist dies die Phase, in der das Virus in recht hoher Konzentration im Blut vorhanden ist und die körpereigene Abwehr den Eindringling wahrnimmt und Antikörper zu produzieren beginnt. Nach vorübergehender Rückbildung dieser Beschwerden und Fieberfreiheit (das Virus ist aus dem Blut verschwunden) markiert wenige Tage später ein erneuter Fieberanstieg den Beginn der zweiten Krankheitsphase, wobei dann das Zentrale Nervensystem (ZNS) von Viren befallen ist. Hiervon sind etwa ein Drittel der Erkrankten betroffen.

Der Verlauf der FSME geschieht in verschiedenen Phasen. Sie beginnt mit grippeähnlichen Symptomen und mündet nach einem zwischenzeitlichen Rückgang der Beschwerden in ein umfassendes Krankheitsbild mit schweren neurologischen Symptomen.

Diese Erkrankungsphase zeigt sich bei der Hälfte der nun schwer Erkrankten als Hirnhautentzündung (**Meningitis**) mit Kopfschmerzen, Fieber und Nackensteifigkeit. Diese Krankheitsform heilt meist wieder aus. Bei ca. 40% der Patienten kommt es zum Virusbefall von Hirnhäuten und Gehirn (**Meningoenzephalitis**) mit Gleichgewichts- und Bewusstseinsstörungen, Schläfrigkeit und Koma (Halluzinationen, Delirium), Gesichtslähmungen, Sprech- und Schluckstörungen und Atemregulationsstörungen. In ca. 10% der Fälle entwickelt sich zusätzlich ein Befall der in das Rückenmark austretenden Nervenstränge **(Myelitis)** mit Lähmungen von Armen und Beinen. Alle Kombinationen dieser Symptome sind möglich.

Die FSME kann auch bei Kindern zu schweren Verläufen führen, wenn auch deutlich seltener als bei Erwachsenen. In den meisten Fällen kommt es im akuten Krankheitsstadium zu einer erheblichen Beeinträchtigung des Wohlbefindens mit hohem Fieber und starken Kopfschmerzen. Neurologische Beschwerden sind dagegen seltener als bei Erwachsenen. Eine FSME-bedingte Meningitis im Kindesalter ist in Europa ein schweres, wenn auch seltenes Krankheitsbild, das aber i.d.R. folgenlos ausheilt. Gelegentlich kann die Erkrankung aber auch bei Kindern zu schweren neurologischen Funktionsstörungen und zu einer Lernbehinderung führen. Über anhaltende neurologische Probleme (epileptische Anfälle, Lähmungen, Verhaltensauffälligkeiten) wurde bei lediglich 30 von insgesamt 1000 publizierten Erkrankungsfällen von Kindern berichtet. Die Erholungszeit bis zur völligen Gesundung (Rekonvaleszenz) ist in diesen Fällen lang und kann Monate dauern.

Mit zunehmendem Lebensalter zeigt die FSME einen tendenziell schwereren Verlauf: Die Anteile von Patienten mit Enzephalitis und Myelitis steigen jeweils deutlich an. Dies beginnt bereits in der Altersgruppe über 50 Jahre. Die Intensivüberwachung in der Klinik ist häufiger notwendig (Atemlähmung, Lähmungen von Muskelgruppen durch Zerstörung von Nervenzellen). Je nach Studie weisen 30 – 40% der über 50-Jährigen nach der akuten Erkrankung langwierige und z.T. auch dauerhafte Funktionsstörungen auf. Auch psychische Veränderungen sind zu bemerken. Organische Schäden wie Hör- und Gleichgewichtsstörungen und Lähmungen bilden sich häufig nur teilweise oder gar nicht zurück. Die Sterblichkeit der Patienten mit Befall des Zentralen Nervensystems liegt im Mittel bei ca. 1 – 2%, bei den über 50-Jährigen deutlich darüber.

Wie wird eine FSME nachgewiesen (Diagnostik)?

Eine Erkrankung an FSME ist nach § 7 Infektionsschutzgesetz seit 2001 meldepflichtig.

Bedingt durch den zweiphasig uncharakteristischen klinischen Verlauf einer FSME ist die Labordiagnostik von entscheidender Bedeutung bei der Diagnose. Ganz wesentlich ist eine sorgfältige Erhebung der Krankengeschichte (Zeckenstich erinnerlich? Aufenthalte und Reisetätigkeit in Risikogebieten im zeitlichen Zusammenhang mit der Inkubationszeit, eventuelle vorausgegangene Schutzimpfung). Nur etwa die Hälfte der Patienten erinnert sich an einen Zeckenstich, vermutlich weil er schmerzlos ist. Insgesamt ist die spezifische Labordiagnostik bei der FSME im Vergleich zu anderen durch Zecken übertragenen Krankheiten, insbesondere der Lyme-Borreliose, leichter durchzuführen und zu bewerten.

Zunächst sind allgemeine Entzündungszeichen im Blut zu sehen, die einen Hinweis auf eine virale Infektion geben können.

Direkter Erregernachweis. Da eine klinische FSME mit uncharakteristischen klinischen Symptomen beginnt, die leicht mit einer »Sommergrippe« verwechselt werden, und das Virus auch nur wenige Tage im Blut vorkommt, wird der direkte Virusnachweis i.d.R. versäumt.

Bei Krankenhauseinweisung des Patienten wegen schweren Krankheitsverlaufs, z.B. mit neurologischen Symptomen, ist das Virus meist schon aus dem Blut verschwunden.

Im Gehirn an FSME Verstorbener kann das Virus dagegen häufig nachgewiesen werden. Die Virusanzucht in einer Zellkultur im Reagenzglas ist Speziallabors vorbehalten. Dort sind auch besondere Sicherheitsbestimmungen zu beachten, die die Diagnostik teuer werden lässt. Der Virusnachweis wird meist mittels molekularbiologischer Methoden (z.B. PCR) durchgeführt.

Indirekter Nachweis durch Bestimmung von Antikörpern (Serologie). Ist das Immunsystem des Menschen (oder des Tieres) eine gewisse Zeit in Kontakt mit dem Virus gewesen, produziert es Antikörper gegen diesen Erreger. Diese lassen sich relativ leicht nachweisen. Blut und Liquor (Rückenmarksflüssigkeit, »Nervenwasser«) werden auf Antikörper gegen das Virus untersucht.

Die wichtigste diagnostische Methode ist die Bestätigung der Infektion durch den Nachweis von Antikörpern vom Typ M (IgM, frühe Antikörper im Krankheitsverlauf, die bald wieder verschwinden) und gegebenenfalls Typ G (IgG, späte Antikörper, die sehr lange Zeit, z.T. lebenslang vorhanden bleiben) gegen das FSME-Virus im Serum. Bei schwereren klinischen Verläufen mit Krankenhauseinweisung erfolgt in der Regel auch eine Rückenmarkpunktion mit nachfolgendem Versuch des Nachweises von Antikörpern im Liquor.

IgM-Antikörper sind nach einigen Wochen in der Regel aus dem Blut wieder verschwunden, es gibt aber auch seltene Fälle von IgM-Persistenz über Monate. Nach einer Infektion bzw. Erkrankung persistieren neutralisierende IgG-Antikörper, die einen Schutz vor Reinfektionen verleihen, dagegen lebenslang.

Frühere Kontakte zu verwandten Viren (Gelbfiebervirus, Dengue-Viren) können das serologische Ergebnis verfälschen.

Für eine exakte serologische Diagnose der FSME ist der Nachweis spezifischer IgM- **und** IgG-Antikörper zu fordern.

Therapie
Eine spezifische Behandlung der FSME gibt es nicht, da wirksame antivirale Substanzen nicht zur Verfügung stehen. Man kann lediglich die Symptome lindern und bei schwersten Verläufen durch die Methoden der Intensivmedizin das Überleben zu sichern versuchen.

Ist man nach einer FSME-Erkrankung immun?

Eine überstandene FSME-Erkrankung führt zu einem lebenslangen Schutz vor einer Neuerkrankung. Eine FSME-Schutzimpfung ist danach nicht mehr notwendig. Dies ist ein prinzipieller Unterschied zur Situation nach einer Lyme-Borreliose (s. dort).

Wo kommt die FSME vor und wie verändern sich die Risikogebiete?

Deutschland. Die Geschichte der FSME in Deutschland beginnt mit der Isolierung und Charakterisierung des Virus 1959 in Ostdeutschland. Seitdem wurden in der DDR alle FSME-Fälle gemeldet, in der BRD begann man in den 1970er-Jahren mit einem freiwilligen Meldesystem.

Die Risiko- und Hochrisikogebiete der 1960er- und 1970er-Jahre lagen im östlichen Deutschland in Mecklenburg-Vorpommern, Brandenburg, Sachsen und Thüringen. Die Virusaktivität in diesen Gebieten ging zurück und erlosch mehr oder weniger komplett Ende der 1980er-Jahre. Die Gründe dafür sind Gegenstand von Spekulationen. Im Gegensatz dazu bestehen die Risikogebiete in Bayern und Baden-Württemberg seit dieser Zeit mit steigender Virusaktivität unverändert weiter.

In Süddeutschland, in Baden-Württemberg und Bayern war die FSME immer eine wichtige Erkrankung und ist es bis heute geblieben, bei zunehmender Tendenz. Hessen ist als FSME-Risikogebiet dazugekommen, ebenfalls mit steigender Tendenz, und mittlerweile auch wieder Thüringen.

1998 beschloss eine Expertenkonferenz eine Risikogebietsdefinition auf Landkreisebene (s.S. 83) einzuführen, die bis jetzt für die Kartierung der FSME eingesetzt wird (Abb. 22).

Seit Einführung der FSME-Meldepflicht nach Infektionsschutzgesetz im Jahre 2001 wurden im Durchschnitt bis 2004 257 klinische Fälle pro Jahr registriert.

Die 432 gemeldeten Erkrankungen im Jahr 2005 stellen einen Höhepunkt der epidemiologischen Entwicklung der FSME in Deutschland dar. Dabei wurde die größte Anzahl an Fällen in Bayern registriert (212), gefolgt von Baden-Württemberg (165), Hessen (28), Sachsen (6) und Thüringen (5). Diese höchste je registrierte Zahl an Erkrankungen in Deutschland wurde im Jahre 2006 mit 540 Fällen sogar noch deutlich übertroffen.

Neben der Anzahl der autochthonen Fälle – Erkrankungen, die man sich in der Nähe des eigenen Wohnortes zugezogen hat – ist die Anzahl und Ausbreitung der FSME-Risikogebiete bemerkenswert. In Deutschland hat die Zahl der sog. Risiko- und Hoch-

FSME-Verbreitungsgebiete in Deutschland

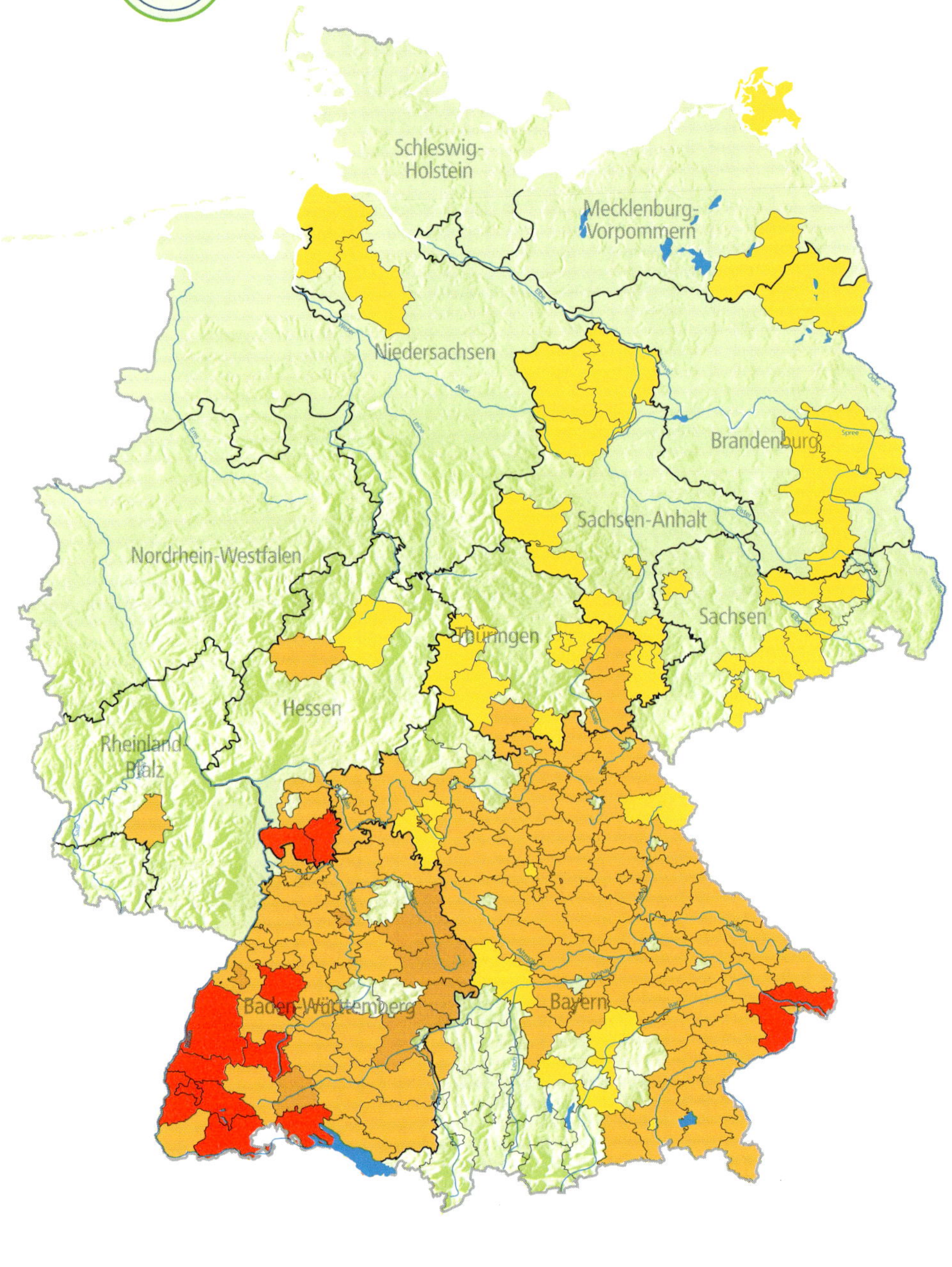

risiko-Stadt- und Landkreise deutlich zugenommen, waren es doch 1998 erst 63 und 2006 schon 96 Landkreise mit einem »offiziellen« FSME-Risiko. So wurden auch 2006 5 Landkreise in Bayern neu zu Risikogebieten erklärt (Eichstätt, Aichach-Friedberg, Nürnberger Land, Miesbach und erneut Neuburg-Schrobenhausen) und in Baden-Württemberg der Landkreis Biberach. Alle Prognosen zeigen, dass diese Entwicklung rasant weitergeht. In diese Ausbreitungstendenz fügen sich auch bemerkenswerte autochthone Einzelerkrankungen in Regionen ein, in denen bisher keine oder kaum FSME gesehen wurde. Beispielhaft sind hier Fälle in Niedersachsen, in Mecklenburg-Vorpommern, in Sachsen-Anhalt und in Brandenburg zu nennen.

Reisemedizin – »FSME-Risikoländer« in Europa von A–Z. Auch außerhalb Deutschlands ist die FSME eine wichtige Erkrankung mit z. T. größeren gesundheitspolitischen Auswirkungen wie z.B. in Tschechien, Polen und der Schweiz. Insgesamt kommt die FSME in 29 europäischen Staaten vor. Zudem sind die 1974 – 2003 pro Jahr beobachteten FSME-Fälle in den meisten betroffenen europäischen Ländern deutlich angestiegen, in 10 Ländern im Durchschnitt um das Vierfache. In Russland, der Tschechi-

Als **FSME-Risikogebiete** gelten die Kreise, in denen mindestens 5 autochthon entstandene FSME-Erkrankungen in einer 5-Jahresperiode zwischen 1986 und 2005 oder mindestens 2 autochthon entstandene FSME-Erkrankungen innerhalb eines Jahres registriert wurden.

Als **FSME-Hochrisikogebiete** gelten diejenigen der als Risikogebiete ausgewählten Kreise, in denen in einer 5-Jahresperiode zwischen 1986 und 2005 mindestens 25 FSME-Erkrankungen aufgetreten sind.

FSME-Endemiegebiete in denen die Risikodefinitionen (s.o.) nicht erfüllt sind, aber in einer von 1997 bis 1999 durchgeführten Untersuchung eine erhöhte FSME-Antikörperprävalenz bei Waldarbeitern nachgewiesen wurde.

Quelle: nach RKI, Epidem. Bulletin Nr. 17, 2006

Autochthone (vor Ort vorkommende) Einzelerkrankungen in den Neuen Bundesländern 1994-2006, in Hessen 2004, in Bayern 2002-2005 und in Niedersachsen 2002-2005

Quelle: nach J. Süss, Nat. Referenzlabor für durch Zecken übertragene Erkrankungen, Jena; RKI: Epidem. Bulletin Nr. 49, 2004, Nr. 16, 2005, Nr. 17, 2006 und LGL Bayern 2002-2004 und J. Süss zur Publikation eingereicht 2006

Abb. 22: Verbreitung der FSME in Deutschland

Verbreitung auf der Grundlage betroffener Landkreise, die als Hochrisikogebiete, Risikogebiete oder Landkreise mit Einzelerkrankungen gekennzeichnet sind (Stand Dez. 2006). (www.zecken.de)

FSME-Verbreitungsgebiete in Europa

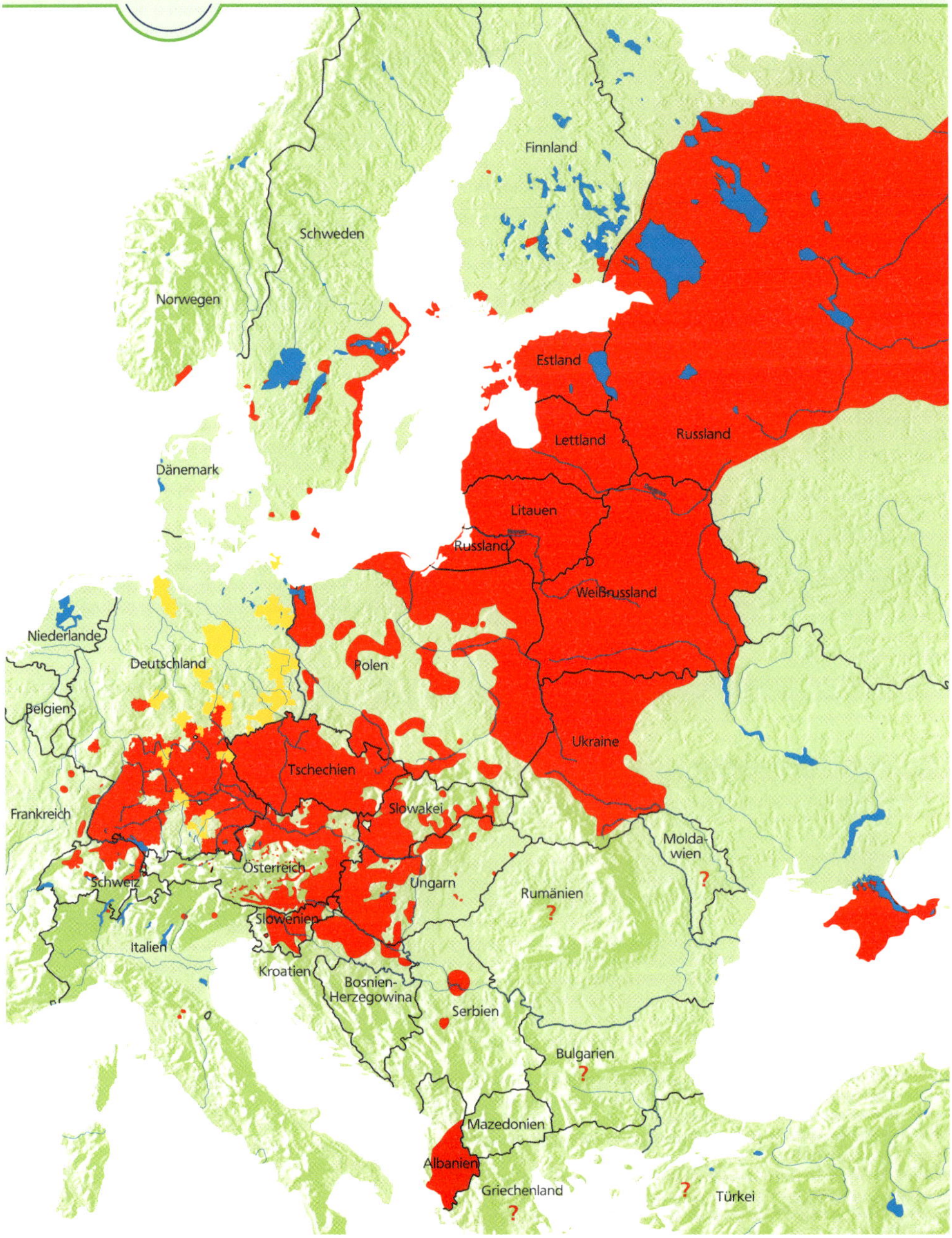

schen Republik, Litauen, Estland und Lettland kann man, ganz abgesehen von dem vielfachen Leid, den Schmerzen und späteren Beeinträchtigungen, auch die ökonomischen Auswirkungen der FSME als dramatisch bezeichnen (Abb. 23).

Auf der Iberischen Halbinsel, in den Beneluxstaaten, dem Vereinigten Königreich und Irland kommt das FSME-Virus nicht vor. Es kann dort nur zu Erkrankungen unter Touristen (oder Einheimischen) kommen, die eine Infektion außerhalb dieser Länder erworben haben und während der Inkubationszeit gereist sind. Von äußerst geringer Bedeutung ist die FSME in Italien, Griechenland und Dänemark (Ausnahme: die Insel Bornholm). Deutlich höher sind die Fallzahlen in Kroatien, Slowenien, Schweden, Finnland und in der Slowakischen Republik. Neue Risikogebiete entstanden an der Südspitze Norwegens, möglicherweise auch in Mittel- und Südschweden (Abb. 23).

Österreich nimmt eine Sonderstellung ein. In diesem Land gibt es sehr viele Risiko- und Hochrisikogebiete. Da aber fast alle Österreicher geimpft sind, gibt es kaum Erkrankungen unter den Einheimischen. Der ungeimpft einreisende Tourist allerdings ist stark gefährdet, wenn er Zeckengebiete während der Vegetationsperiode aufsucht. Bemerkenswert ist, dass im Dreieck Österreich/Schweiz/Frankreich in letzter Zeit mehrere kleine Risikogebiete neu entstanden sind.

In diesen Gebieten: Schutzimpfung
In diesen Gebieten sind in den vergangenen Jahren FSME-Erkrankungen aufgetreten und dokumentiert worden.

? **In diesen Gebieten ist mit FSME-Erkrankungen zu rechnen. Eine genaue Dokumentation der einzelnen Erkrankungen liegt nicht vor.**

Autochthone (vor Ort vorkommende) Einzelerkrankungen in den Neuen Bundesländern 1994-2006, in Hessen 2004 und in Bayern 2002-2005 und in Niedersachsen 2002-2005

Grundlage für die Karte ist die Erhebung der Infektionsorte dokumentierter FSME-Erkrankungen nach Angaben aus den einzelnen Ländern der WHO und nach RKI Epidem. Bulletin Nr. 49, 2004, Epidem. Bulletin Nr. 16, 2005 und Epidem. Bulletin Nr. 17, 2006

Stand: Dezember 2006

Abb. 23: Verbreitung der FSME in Europa
Rot gekennzeichnet sind Gebiete mit gesichertem FSME-Vorkommen. Fragezeichen stehen in Gebieten mit vermutetem Vorkommen von FSME oder früheren Nachweisen, die nicht aktuell gesichert sind. Gelb erscheinen Gebiete mit wenigen Einzelerkrankungen. (www.zecken.de)

In der Tabelle auf S. 124 werden die in den europäischen Ländern mit einem FSME-Risiko über 26 Jahre registrierten Fälle präsentiert, wodurch die Langzeitdynamik der FSME-Entwicklung deutlich wird. In fast allen Ländern ist eine z.T. dramatische Zunahme der FSME zu erkennen. Die Länder, die diesem Trend entgegenstehen, sind Albanien, Österreich und Ungarn. Die Ursachen dafür liegen in mangelnder Diagnostik (z. B. Albanien) oder in einem sehr hohen Durchimpfungsgrad der Bevölkerung (Österreich). Lediglich für die Entwicklung in Lettland kann keine befriedigende Erklärung angeboten werden. Auch die begonnenen Impfprogramme erklären den Rückgang nicht, da bisher nur ein geringer Durchimpfungsgrad in der Bevölkerung erreicht wurde.

Bei vermutlich hoher Dunkelziffer werden in Europa einschließlich Russland bei steigender Tendenz jährlich ca. 12.000 hospitalisierte FSME-Erkrankungen registriert.

Nachfolgend werden Reiseempfehlungen hinsichtlich des FSME-Risikos in den europäischen »FSME-Ländern« gegeben – wohin sollte man geimpft, wohin kann man ungeimpft fahren?

Albanien: Risikogebiete scheinen über das ganze Land diffus verteilt zu sein. Die Datenlage ist dürftig, da seit 1990 keine spezifische FSME-Diagnostik mehr betrieben wird. Bis 1990 wurden auch nur wenige FSME-Fälle pro Jahr registriert, die Dunkelziffer dagegen ist groß. FSME-Fälle wurden früher nach Genuss von Rohmilch (alimentäre Erkrankungen) nachgewiesen. Bei der überwiegend ländlichen Struktur und den sehr einfachen Lebensumständen ist davon auszugehen, dass Gruppenerkrankungen weiterhin auftreten.

Baltische Staaten: Die baltischen Staaten Lettland, Estland und Litauen besitzen neben Russland, Tschechien und inzwischen auch Deutschland die wichtigsten FSME-Risikogebiete in Europa. Trotzdem müssen diese drei Staaten differenziert betrachtet werden.

Estland: Die FSME stellt ein großes Problem dar, und Herdgebiete sind über das ganze Land verteilt. Hochrisikogebiete befinden sich im Westen (Pärnumaa, Läänemaa), im Osten (Ida-Virumaa), auf der Insel Saaremaa und im Südosten (Polvamaa, Tartumaa). Die höchsten Erkrankungszahlen werden aber im Südwesten des Landes beobachtet. 2000–2004 wurden pro Jahr durchschnittlich 199 Fälle registriert, im Jahr 2005 164 und 2006 171 Fälle.

Lettland: Obwohl die FSME im ganzen Land auf hohem Risikoniveau vorkommt, sind die Risikogebiete unterschiedlich belastet. Hochrisikogebiete sind die Distrikte (»rajoni«) Ventspils im Osten und Riga und Ogre in der Mitte. Auf ein hohes Risiko trifft man in den Distrikten Liepaja, Kuldiga Talsi und Tukums im Westen, Jelgava, Bauska und Limbazi in der Mitte und Yalka, Aloksne, Gulbene und Madona im Osten. Hoch belastet ist der stark frequentierte Stadtpark von Riga. Wichtig für den Touristen ist die Tatsache, dass der Gemeine Holzbock im Westen und in der Mitte des Landes zwei Aktivitätsgipfel in der Saison hat (Mai/Juni und September), die Taigazecke im Osten des Landes hingegen nur einen im Frühjahr (Mai). Beide Zeckenarten sind dort mit dem FSME-Virus stärker durchseucht als Zeckenpopulationen in anderen Risikoländern, z.B. in Deutschland. Ebenfalls für Touristen ist die Information wichtig, dass in Lettland relativ viele Fälle alimentärer Infektionen über Rohmilch oder -produkte erworben werden. Hier ist bei »Urlaub auf dem Bauernhof« und ähnlichen Urlaubsaktivitäten besondere Vorsicht geboten. In Lettland wurden 1997–2003 3618 Erkrankungsfälle registriert, wovon bei Kindern 5,3% und bei Erwachsenen 3,1% durch Rohmilchgenuss hervorgerufen wurden. Es ist nicht überraschend, dass Kinder zu einem höheren Anteil an alimentärer FSME erkranken, da sie häufiger Milch trinken als Erwachsene. 2000–2004 wurden jährlich durchschnittlich 323 Fälle registriert. Bei lediglich 2,4 Millionen Einwohnern handelt es sich um ein großes gesundheitliches Problem.

Touristen sollten beachten, dass relativ viele Fälle von Infektionen durch Rohmilchprodukte erworben werden. Vor allem bei »Urlaub auf dem Bauernhof« und ähnlichen Aktivitäten ist deshalb erhöhte Vorsicht geboten.

Litauen: Die FSME stellt in ganz Litauen ein erhebliches gesundheitliches Problem dar, wenn auch die Risiken geografisch variieren.

Nahezu 80% aller FSME-Fälle Litauens entstehen im nördlichen und zentralen Teil des Landes in den Distrikten Kaunas, Panevezys und Siauliai. In 8 Distrikten von insgesamt 44 ist die FSME-Erkrankungshäufigkeit (Inzidenz) 2 – 5-mal höher als im Landesdurchschnitt. 2000–2004 wurden jährlich durchschnittlich 415 Fälle registriert. Die 763 Erkrankungsfälle im Jahr 2003 sind für Litauen Rekord, ein 100%iger Anstieg im Vergleich zum Durchschnitt der vorausgegangenen 10 Jahre. 2004 erkrankten 425 Personen an FSME, 2005 »nur« 243 Menschen, 2006 aber bereits wieder 462! Im Gebiet Panevezys ist ein extrem hoher Infektionsdruck vorhanden, hier kommen die meisten FSME-Erkrankungen vor. Auch die Erkrankungsraten in Siauliai und im Gebiet Kaunas sind beachtlich. Zur alimentären FSME: 2003 wurden vier kleinere alimentäre Gruppenerkrankungen mit insgesamt 22 Erkrankungsfällen beobachtet. In Litauen ist für die Übertragung des FSME-Virus nur der Gemeine Holzbock relevant, wobei die Zeckendichte in den letzten 10 Jahren zugenommen hat.

Bosnien: Die Datenlage ist unklar. Im Norden des Landes sollen Einzelerkrankungen vorkommen und auch von alimentären Erkrankungen wird berichtet.

Bulgarien: In den vergangenen Jahren wurden keine FSME-Fälle bekannt. Es scheint kein Risiko zu bestehen.

Die FSME-Situation in Deutschland finden Sie auf den Seiten 69ff. ausführlich beschrieben.

Dänemark: Fast ganz Dänemark ist frei von FSME. Lediglich auf der Insel Bornholm wurden seit 1998 jährlich 1 – 4 Fälle registriert.

Finnland: Risikogebiete befinden sich in Küstennähe und auf den vorgelagerten Inseln. Einige Fälle wurden auch in der Nähe des Sees Saimaa nachgewiesen. Wichtige Risikogebiete gibt es auch im Archipel von Turku, in der Kokkola- und der Lappeenranta-Region.

Kürzlich wurde ein kleiner Herd auf der Insel Isosaari in der Nähe von Helsinki entdeckt. Mit dem Vorkommen der FSME im Archipel von Kokkola, nur 300 km vom Polarkreis entfernt, ist der gegenwärtig nördlichste Verbreitungsort der FSME insgesamt markiert.

Während das Vorkommen des Gemeinen Holzbocks und des Zentraleuropäischen Virustyps in Finnland schon lange bekannt sind, konnten kürzlich die Taigazecke (*Ixodes persulcatus*) und in ihr auch der Sibirische Virustyp nachgewiesen werden. 2000–2004 wurden jährlich durchschnittlich 32 Fälle registriert, die meisten davon im Archipel von Aland. Das Risikoniveau in Finnland ist insgesamt gering, aber seit 2000 ist doch ein deutlicher Anstieg der Erkrankungszahlen zu verzeichnen (zum Vergleich: 1990–1994: durchschnittlich 16 Fälle pro Jahr, 2001–2005: 27 Fälle pro Jahr).

Frankreich: Einzelfälle treten im Elsass und in Lothringen (Nancy) auf. In der Nähe von Grenoble scheint sich ein neuer Herd zu entwickeln. Es wurden von dort mehrere Fälle registriert, weitere Risikogebiete entwickeln sich gegenwärtig.

Griechenland: Griechenland ist praktisch frei von FSME. Einzelfälle sind im Norden in der Gegend von Thessaloniki beobachtet worden.

Italien: Einzelne Fälle treten im Norden des Landes in der Toskana zwischen Florenz und Trient auf. In der Provinz Belluno (Region Venetien) gab es sporadisch Fälle. 2006 wurde von den ersten Fällen in Friuli Venezia Giulia berichtet, einem Gebiet, in dem noch nie vorher FSME beschrieben wurde. Von 1995–1999 registrierte man jährlich 8 Erkrankungsfälle, 2000–2003 14 Fälle pro Jahr und 2004 bereits 23.

Kroatien: Risikogebiete befinden sich im Norden des Landes zwischen den Flüssen Sava und Drava. Bei nicht befriedigender Datenlage und vermutlich großer Dunkelziffer sind in den letzten Jahren 20 – 30 Erkrankungsfälle pro Jahr registriert worden.

Norwegen: Der erste FSME-Fall wurde 1997 diagnostiziert. Seitdem traten jährlich 0 – 4 Fälle auf, insgesamt bisher 14. In den Jahren vor 1997 wurden niemals FSME-Erkrankungsfälle beobachtet. Alle Zeckenstiche, die zu Erkrankungen führten, erfolgten in den sog. Agder Counties. Bei 4 Patienten erfolgte die Exposition im Vest-Agder County (Lyngdal/Farsund und Mandal/Søgne) und bei

Norwegen ist ein Beispiel dafür, dass auch völlig neue FSME-Risikogebiete entstehen können.

weiteren vier im Aust-Agder County (Tromøy/Arendal), also alle an der Südspitze.

In Österreich werden die meisten Erkrankungen in der Steiermark erworben, gefolgt von Oberösterreich und Kärnten.

Österreich: Die Hochrisikogebiete befinden sich an der Donau zwischen Passau und Linz, in der Wachau im Gebiet von St. Pölten, in Wien und südlich von Wien. Teile des Burgenlandes, der Steiermark und von Kärnten entlang der ungarischen und slowenischen Grenze sind ebenfalls Gebiete mit hohem Risiko. Dazwischen liegen Areale mit niedrigem Risiko. Seit 2000 werden auch Erkrankungen in Vorarlberg beobachtet. Erstmals konnten 2003 auch Infektionen in der Region um den Mattsee und den Wallersee sowie in Thalgau nordöstlich von Salzburg nachgewiesen werden. 2000–2004 wurden durchschnittlich 62 Fälle pro Jahr registriert. Diese sehr niedrige Erkrankungsrate bei hoher Virusaktivität in den Risikogebieten ist das Ergebnis eines sehr hohen Durchimpfungsgrades der österreichischen Bevölkerung, der bei fast 90% liegt. Von 1976 bis 1982 erkrankten beispielsweise pro Jahr im Durchschnitt noch 434 Österreicher.

Polen: Risikogebiete befinden sich im Nordosten (Gdansk, Elblag, Olsztyn), im Osten (Suwalki, Bialystok) und im Süden (Opole). Areale mit geringem Risiko sind fast über das ganze Land verteilt. Zur genaueren Einschätzung des Risikos und zur Hilfe für Touristen werden hier die Erkrankungsfälle 1999–2002 in den einzelnen Verwaltungsbezirken aufgelistet: Podlaskie (277), Warminsko-Mazurskie (208), Dolnoslaskie (31), Mazowieckie (19), Swietokrzyskie (16), Lubelskie (11), Opolskie (10) und Malopolskie (10).

Somit werden gegenwärtig ca. 80% aller Erkrankungsfälle in den beiden Provinzen an der Grenze zu Litauen und Weißrussland beobachtet (Podlaskie, Warminsko-Mazurskie). Ein zweiter wichtiger Fokus besteht an der Grenze zu Tschechien. 2000–2003 wurden durchschnittlich 210 Fälle pro Jahr registriert, im Jahr 2004 erkrankten 262 Polen an FSME, 2005 waren es 174 und 2006 316. Einzelfälle von alimentärer FSME kommen vor.

Rumänien: Die Datenlage ist unklar. In älteren Veröffentlichungen wurde eine geringgradige Verbreitung des FSME-Virus beschrieben. Nachprüfbare Daten aus neuerer Zeit wurden nicht publiziert.

Russland: Russland ist ein Land mit sehr hohem FSME-Risiko. Prinzipiell kommt das Virus in den Waldzonen des gesamten Landes vor, von Kaliningrad im Westen bis Wladiwostok im Osten. Die Unterschiede sind allerdings geografisch gesehen enorm. Die höchste Erkrankungshäufigkeit wird aus den Regionen des sog. FSME-Gürtels (Ural, Sibirien, Fernost) berichtet. Bei einer tendenziellen Zunahme der FSME-Erkrankungen unterliegt die Häufigkeit doch einer gewissen Dynamik. Diese erreichte 1995–2000 ihren vorläufigen Höhepunkt und fällt seitdem kontinuierlich ab. 2000–2004 wurden jährlich durchschnittlich 5269 Fälle registriert.

In Russland gibt es einige für Touristen beachtenswerte Besonderheiten. Sowohl der Gemeine Holzbock (in den westlichen Landesteilen) als auch die Taigazecke (sehr weit verbreitet) übertragen das Virus. In Westsibirien ist die Taigazecke der Hauptvektor, der zwischen Anfang Mai bis Mitte Juni fast explosionsartig auftritt. Im Gegensatz zum Gemeinen Holzbock befallen bei dieser Zeckenart insbesondere die stark durchseuchten erwachsenen Zecken (Weibchen) den Menschen. Nach Mitte Juni sinkt die Zeckenaktivität deutlich ab.

Besonders gravierend ist die FSME-Situation in Sibirien, speziell Westsibirien. Hier werden die höchsten bisher registrierten Erkrankungszahlen erreicht.

Es kommen alle drei Virustypen vor, was erhebliche Bedeutung für die Schwere des Krankheitsverlaufs hat. Während die Letalität bei Erkrankungen mit dem sibirischen Typ 6 – 8% beträgt, erreicht sie beim fernöstlichen Typ durchaus 20 – 40%. Weiterhin sollte bedacht werden, dass sich die Taigazecke auch südwärts weiter ausbreitet und so auch dort neue FSME-Risikogebiete entstehen können.

Schweden: 2004 wurde mit 160 Erkrankungsfällen die höchste jemals in Schweden registrierte FSME-Erkrankungsrate festgestellt. Zusammengefasst ist für Touristen in Schweden vor allem Folgendes wichtig: Abgesehen von weit verbreiteten Einzelfällen im südlichen Drittel des Landes tritt die FSME in diesem Landesteil vor allem in einer Reihe von Risikogebieten auf. Diese Risikogebiete befinden sich in folgenden Regionen (Anteil der Erkrankungsfälle von 1989–2003 an der Gesamtzahl aller in Schweden registrierten Fälle): Stockholm: 61,9%; Södermanland: 13,2%; Uppsala: 8,2%; Aland/Abo: 5,2%; Skaraborg: 3,1%; Östergötland: 3,0%; Gotland: 2,1%; Kalmar: 0,9%. Einzelfälle treten in der Umgebung von Kristianstad, Malmöhus, Göteborg/Bohus, Värmland, Blekinge, Dalsland, Västmanland und Halland auf.

2000–2004 wurden jährlich im Durchschnitt 127 Fälle registriert und 2005 erkrankten 130 Personen an einer FSME. 1995–1999 waren es nur 61 Fälle pro Jahr!

Schweiz und Liechtenstein: Die FSME kommt im Norden der Schweiz und in Liechtenstein vor. 2000–2004 wurden jährlich durchschnittlich 101 Fälle registriert. Mit 138 Erkrankungen gab es in der Schweiz und in Liechtenstein 2004 die höchste jemals registrierte Fallzahl, und schon 2005 wurde dieser Wert mit 207 Fällen und 2006 mit 259 Fällen bereits wieder deutlich übertroffen. Der Kanton Zürich ist jetzt die Region mit der höchsten Erkrankungsrate, gefolgt von Thurgau, St. Gallen, Aargau und Bern.

Slowakische Republik: Wichtige Risikogebiete befinden sich im Westen, Norden und Osten des Landes. Insgesamt wurden 37 definierte Risikoareale identifiziert, hauptsächlich in den Westkarpaten und im Donaubecken in Pannonien. Einzelne Risikoareale wurden neu entdeckt, weshalb auch für bisher risikofreie Gebiete keine vollständige Entwarnung gegeben werden kann. Abgesehen von größeren Flächen in der Mitte des Landes ist man fast überall im Land mehr oder weniger gefährdet. Fälle alimentärer FSME durch Ziegen- und Schafsmilch sind nicht selten und treten meist als kleinere Gruppenerkrankungen im Mai auf. 2000–2003 wurden im Durchschnitt 76 Fälle pro Jahr registriert.

Slowenien: Wenn auch das Infektionsrisiko stark variiert, gibt es keinen Verwaltungsbezirk, der völlig frei von FSME ist. Die aktivsten Herde befinden sich in den tiefen Bergtälern der Gebirgsregion und in Zentralslowenien, einer subalpinen bergigen Region mit zahlreichen Tälern und Ebenen mit verschiedenen Fließgewässern. Innerhalb der Endemiegebiete liegen die aktivsten Herde in den Ljubljana- und Celje-Bassins im subalpinen Teil Sloweniens. Die Risikoherde in der alpinen Region befinden sich bei Kranje und Trzic, im Süden nahe Ribnica und Kocevje und im Nordosten nahe Maribor. Auch zwischen Sava und Drava befinden sich sehr aktive Herde.

Slowenien ist diejenige Teilrepublik des früheren Jugos--lawien mit dem massivsten FSME-Problem.

2000–2003 wurden durchschnittlich 247 Fälle pro Jahr registriert, 1994 wurde mit ca. 492 Fällen der höchste jemals registrierte Wert erreicht. 2006 erkrankten 350 Menschen an FSME.

Tschechische Republik: 2000–2004 wurden pro Jahr durchschnittlich 577 Fälle registriert, 2005 immerhin 642. Damit erreicht Tschechien die höchste Zahl von FSME-Erkrankungsfällen in Europa außerhalb Russlands. Diese Entwicklung setzte sich 2006 fort und erreichte mit mehr als 1028 Fällen einen neuen Rekord.

Prinzipiell kommt die FSME überall im Lande vor, wenn auch in unterschiedlicher Intensität. Die Virusaktivität ist konstant hoch im Gebiet südlich von Prag nahe Ceske Budejovice (Budweis) und auch nahe Pilsen im Westen der Republik. Kürzlich wurden auch Risikoherde im Norden von Böhmen entdeckt. Im Osten des Landes wird Virusaktivität nahe Olomouc beschrieben.

Ukraine: Die FSME kommt mit Sicherheit auf der Krim und im Gebiet des Wolinskij Oblast (Wolhynien) vor. Die Datenlage ist aber unvollständig und die Dunkelziffer vermutlich sehr hoch. Berichtet wird von weniger als 50 Erkrankungsfällen pro Jahr.

Ungarn: Ausgedehnte Risikogebiete befinden sich in Westungarn westlich der Donau. Gebiete um den Balaton (Plattensee) bis zu den Grenzen von Österreich und Kroatien sowie westlich und nördlich von Budapest entlang der Grenze zur Slowakischen Republik sind ebenso mit FSME belastet. Einzelerkrankungen treten auch an der Theiß sowie östlich von Miskolc auf. Ausgesprochene Hochrisikogebiete sind die Areale um Zala, Somogy und Vas in West- und Nograd in Nordungarn, die sich in den bekannten Naturherdgebieten in Zentral- und Westdanubien befinden sowie im Norden der zentralen Bergkette. 1990–1994 wurden pro Jahr im Durchschnitt 240 Erkrankungsfälle registriert, 2000–2003 dagegen 79. Dieser scheinbare Rückgang der FSME entspricht nicht der Realität. Staatliche Impfprogramme für Risikogruppen und -gebiete haben einen gewissen Einfluss auf die Erkrankungshäufigkeit, vor allem aber sind es die in den vergangenen Jahren deutlich geringeren diagnostischen Möglichkeiten und Aufwendungen, die einen Rückgang der FSME vortäuschen. Deshalb ist von einer hohen Dunkelziffer auszugehen, und man sollte für den Aufenthalt in Westungarn Impfschutz anstreben.

Weißrussland: In diesem Land besteht ein FSME-Risiko, das aber aktuell leider nicht genau beziffert werden kann. In früheren Jahren wurde von ca. 20 – 100 Erkrankungsfällen pro Jahr berichtet. Eine hohe Dunkelziffer ist anzunehmen, Daten aus den letzten Jahren sind nicht bekannt.

FSME außerhalb Europas. Außerhalb Russlands kommt die FSME in Asien nur in Nordjapan und Nordchina vor. Kürzlich wurden FSME-Herde durch Studien in der Mitte der nördlichen Mongolei entdeckt. Die Datenlage ist mangels Veröffentlichungen aber sehr unklar. Impfempfehlungen können für diese Gebiete aufgrund der unzureichenden Informationen nicht gegeben werden.

Die häufig gestellte Frage, ob man sich auch in den USA und Kanada mit dem FSME-Virus infizieren kann, ist klar mit Nein zu beantworten.

FSME-Risikokarten – Wie entstehen sie, wie zuverlässig sind sie?

Registrierung menschlicher Erkrankungsfälle. Um den Schutz der Bevölkerung gegenüber der FSME zu gewährleisten und für bestimmte Gebiete wissenschaftlich begründete Impfempfehlungen zu geben, muss man das lokale/regionale FSME-Risiko einschätzen. Dies geschieht meist dadurch, dass man bei Erkrankungen analysiert, wann und an welchem Ort der betreffende Zeckenstich erfolgte. Ist der Erkrankte vor seiner FSME stets an einem Ort bzw. in einer Gegend gewesen und nicht verreist? Ist davon auszugehen, dass der infektiöse Zeckenstich an diesem Ort erfolgte, dort also ein FSME-Risiko besteht?

Als FSME-Risikogebiete gelten Landkreise, in denen mindestens 5 FSME-Erkrankungen in einer 5-Jahresperiode der letzten 20 Jahre ihren Ausgang nahmen oder 2 Erkrankungen in einem Jahr. Neben dem Ort der Infektion müssen diese Erkrankungen aber auch klinisch und labordiagnostisch abgesichert sein (Abb. 22).

Eine weitere Möglichkeit der Charakterisierung von Risikogebieten besteht in der Blutuntersuchung auf FSME-Antikörper bei ungeimpften Waldarbeitern, die seit längerem in einem bestimmten Gebiet arbeiten. Die Anwendung dieser Methode ist aber stark rückläufig, da Waldarbeiter und Förster inzwischen fast alle gegen FSME geimpft sind.

Untersuchungen an Wildtieren und Zecken. Um die lokale Virusaktivität abzuschätzen, ist auch die serologische Untersuchung von standorttreuen Wildtieren mit hohem Zeckenbefall (z.B. Rehen) möglich. Je höher die Dichte an Individuen mit FSME-Antikörpern, desto höher die Virusaktivität.

Früher wurden auch die Gehirne von Mäusen aus bestimmten Risikogebieten auf FSME-Virus untersucht. Aus Naturschutz-, Sicherheits- und Kostengründen wurden diese Untersuchungen aber stark eingeschränkt und bleiben besonderen Fragestellungen vorbehalten.

Das FSME-Risiko kann auch abgeschätzt werden, indem man Zecken in einem bestimmten Gebiet fängt und dann in ihnen mit modernen molekularbiologischen Techniken nach dem FSME-Virus fahndet. Durch dieses Vorgehen wird das lokale Vorkommen des Virus in den Überträgern bestimmt und damit das Infektionsrisiko durch Zeckenstich fassbar. Erkrankungsfälle entstehen (von alimentären Infektionen abgesehen) naturgemäß nur dann, wenn virusinfizierte Zecken den Menschen stechen. Die Kontakthäufigkeit zwischen infizierten Zecken und Menschen ist von Seiten der Zecken vom Ort, von der lokalen Durchseuchungsrate der Zecken, von der Jahreszeit und auch von der Witterung in verschiedenen Jahreszeiten abhängig. All diese Faktoren nehmen Einfluss auf die Dichte an aktiven Zecken. Vonseiten des Menschen spielen dabei ebenfalls der Ort (z.B. Attraktivität für Touristen), die Jahreszeit (z.B. gehen an Wochenenden und in den großen Ferien mehr Leute in den Wald als an Wochentagen) und die Witterung eine Rolle (bei schönem Wetter machen mehr Leute einen Waldspaziergang als bei Regen). Ist in den Sommerferien die Zeckenaktivität wetterbedingt hoch (Bedingungen nicht zu heiß und trocken, ab und zu Regen) und das Wetter auch für Waldbesucher attraktiv, so wird es zu vielen Zeckenstichen kommen, auch an Wochentagen. Das bedeutet in FSME-Risikogebieten, dass es zu relativ vielen infektiösen Zeckenstichen und später zu FSME-Erkrankungen kommen wird. Ist es in den Sommerferien hingegen lange trocken und heiß, sind deutlich weniger Zecken aktiv und automatisch kommt es trotz vieler Menschen in der Natur zu weniger Erkrankungen. Außerhalb der Ferien sind vor allem Wochenenden und Feiertage wichtig. Auch wenn an Wochentagen das Wetter für Zecken und Menschen gleichermaßen günstig ist, werden in der Regel trotzdem nicht extrem viele Leute in den Wald drängen und wird es deshalb auch nicht zu vielen Zeckenstichen kommen.

Besitzen die meisten Menschen, die FSME-Risikogebiete aufsuchen, allerdings ausreichenden Impfschutz oder schützen sie sich wirksam vor Zeckenstichen, sieht die Betrachtung komplett anders aus (vgl. Beispiel Österreich). Die Anzahl an Erkrankungen wird trotzdem gering bleiben.

Auf S. 32f. wurde geschildert, wie frei lebende, ungesogene Zecken in der Natur gesammelt und im Labor aufbewahrt werden. Für wissenschaftliche Untersuchungen werden diese Zecken homogenisiert (zerschlagen). In verschiedenen Arbeitsschritten werden aus ihnen Nukleinsäuren, DNS und/oder RNS isoliert und mittels Polymerase-Kettenreaktion (PCR, s. Glossar) analysiert und am Ende identifiziert.

Dann weiß man, zu welchem Prozentsatz die aus einem bestimmten Gebiet gewonnenen Zecken mit dem betreffenden Erreger durchseucht sind. Um ganz sicherzugehen, wird anschließend in bestimmten Fällen auch noch die Reihenfolge der Bausteine der Nukleinsäuren bestimmt (Sequenzierung).

Inzwischen wurden weitere Techniken der PCR entwickelt, die uns über die qualitative Analyse hinaus auch noch einen quantitativen Einblick ermöglichen. Dadurch kann bestimmt werden, wie viele Exemplare eines bestimmten Erregers in einer individuellen Zecke vorhanden sind.

Wie hoch ist nun der Anteil FSME-infizierter Zecken in Risikogebieten?

Je nach Entwicklungsstadium der Zecken und Risikogebiet sind in Deutschland durchschnittlich 0,1 – 3%, seltener bis zu 5% der Zecken mit dem Virus verseucht. Es gilt die Faustregel (wie bei Borrelien), je höher das Entwicklungsstadium der Zecke (Larve, Nymphe, erwachsene Zecke), desto größer ist die Wahrscheinlichkeit, dass sie Erreger enthält. Virustragende Weibchen legen Eier ab, die nur zu einem geringen Prozentsatz mit dem Virus infiziert sind. Für die daraus hervorgehenden Larven gilt dasselbe. Mit der Blutmahlzeit der Larven und der Nymphen nimmt die

Je schneller eine saugende Zecke entfernt wird, desto weniger Erreger werden auf den Wirt übertragen

Wahrscheinlichkeit jeweils zu, dass sich eine Zecke an einem infektiösen Wirt mit dem FSME-Virus infiziert. So steigt die Durchseuchungsrate von der ungesogenen Larve zur Nymphe und zur ungesogenen erwachsenen Zecke, von der für einen Wirt das höchste Infektionsrisiko ausgeht.

Deutlich höhere Durchseuchungsraten von Zeckenpopulationen mit dem FSME-Virus als in Deutschland werden aus den Baltischen Staaten und aus Fernost berichtet, obwohl die ungleichen Nachweismethoden einen direkten Vergleich nicht zulassen.

Eine noch deutlich höhere Virushäufigkeit fand sich in Zecken, die am Menschen gesaugt hatten. Mittels PCR konnte gezeigt werden, dass vom Menschen entfernte teilgesogene Zecken bis zu 20-mal häufiger das Virus enthalten als frei lebende Artgenossen im selben Gebiet. Es gab Spitzenwerte mit 18 – 20% Virusprävalenz in den teilgesogenen Zecken in einzelnen Landkreisen Bayerns. Die daraus resultierenden epidemiologischen Konsequenzen und praktischen Auswirkungen sind noch unklar. Es ist anzunehmen, dass auch für das FSME-Virus ähnlich wie bei Lyme-Borrelien gilt: Je schneller eine saugende Zecke entfernt wird, desto weniger Erreger werden auf den Wirt übertragen. Während der Blutmahlzeit scheint sich das Virus in den Zecken zu vermehren. Es kann vermutet werden, dass dadurch mit zunehmendem Saugakt auch mehr Viren übertragen werden.

Da das FSME-Virus bevorzugt in den Speicheldrüsen der Zecke vorhanden ist, wird es von Beginn der Blutmahlzeit an sofort übertragen.

Wie groß ist das Erkrankungsrisiko nach einem infektiösen Zeckenstich?

Zur Übertragungsrate des FSME-Virus beim Zeckenstich gibt es nur unzureichende Daten, noch weniger darüber, wie viele Menschen nach dem Stich einer virustragenden Zecke erkranken. Es wird geschätzt, dass die Betroffenen in 2 – 3% der Fälle nach einem infektiösen Stich an einer FSME erkranken.

Wie kommt das FSME-Virus in die Zecke? Es existieren 4 Wege, auf denen sich Zecken infizieren können. Auf diese Weise kann das Virus oft über viele Jahre in einem bestimmten Gebiet zirkulieren und existieren.

(1) Ein virusinfiziertes Zeckenweibchen legt Eier ab (Abb. 24), in denen sich bereits das Virus befindet, d.h., ohne eine Blutmahlzeit können die schlüpfenden Larven bereits Virusträger sein. Die Durchseuchung von Eiern und ungesogenen Larven mit dem Virus ist aber insgesamt sehr gering.

(2) Eine Zecke kann während der Blutmahlzeit an einem infizierten Wirt das Virus aufnehmen, der wohl normalste Weg einer Infektion (Abb. 9). Das funktioniert dann, wenn das Virus gerade durch den Blutkreislauf gestreut wird, wofür bei einer Infektion des Wirtes jeweils nur wenige Tage zur Verfügung stehen.

(3) Ein FSME-Virus-haltiges Männchen kann das Virus während der Paarung auf das Partnerweibchen übertragen (Abb. 5).

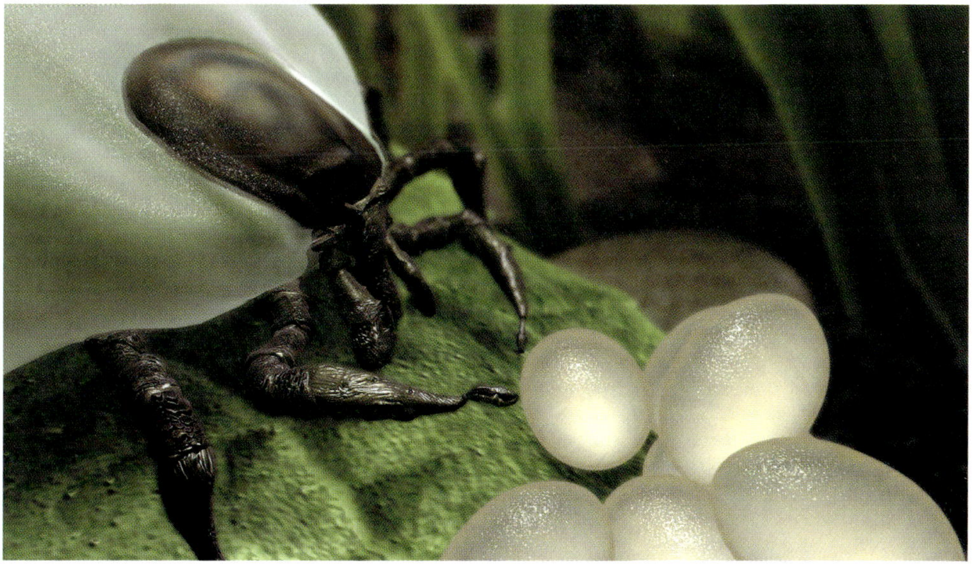

Abb. 24: Weibchen des Gemeinen Holzbocks bei der Eiablage (www.zecken.de) In diesen Eiern können bereits FSME-Viren enthalten sein.

(4) Es existiert aber noch ein weiterer, offenbar sehr effektiver Weg, um das Virus in einem bestimmten Areal zwischen Zecken und Wirbeltieren am Zirkulieren zu halten. Dieser Übertragungsweg wird durch die englische Bezeichnung »Co-feeding« beschrieben, wofür es eigentlich keine deutsche Übersetzung gibt (»gemeinsames Saugen«). Wenn eine virustragende Zecke neben einer virusfreien Zecke an einem Wirt Blut saugt, ist es möglich, dass sich die virusfreie Zecke direkt von der benachbarten Zecke das Virus »holt«, ohne dass der Umweg über die Virusstreuung über den Blutkreislauf erfolgen muss.

Andere durch Zecken übertragene Viruskrankheiten

Nach dem heutigen, sicher noch sehr lückenhaften Wissensstand über in Zecken vorkommende Viren hat man allein in Europa bisher ca. 35 verschiedene Virusarten aus ganz unterschiedlichen Verwandtschaftsgruppen gefunden (Flavi-, Bunya-, Reoviren). Einige sind humanpathogen, d.h., sie führen beim Menschen zu einer Erkrankung, bei anderen kennt man ihre Virulenz nicht oder hat sie noch nicht erforschen können. Die meisten kommen nur sehr selten vor, und diagnostische Untersuchungsmethoden sind nicht vorhanden oder nicht weit verbreitet. Die meisten dieser Viren, wenn sie humanpathogen sind, haben das Potenzial, das Zentralnervensystem (ZNS) zu infizieren.

Die folgenden Erkrankungen werden aufgrund ihrer Bedeutung kurz beschrieben.

Louping-Ill-Krankheit

Louping-Ill kommt hauptsächlich auf den Britischen Inseln bei Schafen vor, und das Virus wird durch den Gemeinen Holzbock übertragen. Die Erkrankung des Schafes ist eine ZNS-Infektion mit schweren Folgen. Sehr selten tritt das Virus durch den Zeckenstich auch beim Menschen auf, meist aber durch Laborinfektionen. Die Krankheit verläuft ähnlich wie die FSME in zwei Phasen. Eine ursächliche, antivirale Therapie gibt es nicht.

Kyasanur-Wald-Fieber

Die Erkrankung verläuft ähnlich wie eine FSME, und das Virus ist auch mit dem FSME-Virus verwandt. Hauptüberträger sind Schildzecken der Gattung *Haemaphysalis*, doch ist das Virus auch in anderen Zecken nachgewiesen worden.

Krim-Kongo-(hämorrhagisches) Fieber

Es handelt sich um eine häufig schwer und nicht selten tödlich verlaufende fieberhafte Viruserkrankung, die in weiten Teilen Afrikas, im südlichen und westlichen Asien und im Mittleren Osten auftritt. In Europa ist die Erkrankung aus einigen russischen Provinzen (Astrachan, Rostow) bekannt, ebenso aus Albanien, dem Kosovo, Griechenland und Bulgarien. Das Auftreten der Erkrankung ist eng assoziiert mit dem Vorkommen von Schildzecken der Gattung *Hyalomma*. Antikörpernachweise bei Mensch und Tier sind aus Frankreich, Portugal und Ungarn bekannt geworden.

Außer durch Zeckenstich kann das Virus auch durch kontaminierte Milch und durch unhygienischen Umgang mit virushaltigem Blut und anderen infektiösen Körperflüssigkeiten und Geweben übertragen werden.

Nach einer kurzen Inkubationszeit von wenigen Tagen tritt plötzlich Fieber auf, verbunden mit starken Kopf- und Muskelschmerzen, Schüttelfrost und Schwindel. Auch der Magen-Darm-Trakt kann betroffen sein. Durchfälle sind die Folge. Leitsymptom ist die sog. hämorrhagische Manifestation, d.h. eine starke Erhöhung der Blutungsbereitschaft und gestörte Blutgerinnung. Etwa 30% der Patienten versterben in der zweiten Krankheitswoche.

Omsker Hämorrhagisches Fieber

Es handelt sich um ein mit dem FSME-Virus verwandtes Virus. Sein Vorkommen ist eng verbunden mit dem Auftreten von Schildzecken der Gattung *Dermacentor* in den Gebieten von Omsk und Novosibirsk (Russland). Die Erkrankungen treten auf, wenn die Aktivität der *Dermacentor*-Zecken am größten ist, also von April bis Juni und eventuell nochmals in den Monaten August und September. Das Virusreservoir ist die Bisamratte.

Es handelt sich um ein typisches hämorrhagisches Fieber (s. Krim-Kongo-Fieber), im Unterschied zur FSME allerdings nicht mit ZNS-Beteiligung. Die Sterblichkeit beträgt 0,5 – 3%. Die Erkrankung ist also wesentlich weniger gefährlich als das Krim-Kongo-Fieber.

Colorado-Zeckenfieber

Diese durch *Dermacentor*-Zecken übertragene Viruserkrankung ist seit den 1930er-Jahren aus den USA bekannt. Sie verläuft ähnlich wie eine FSME. Die Durchseuchung des wichtigsten Überträgers, der Schildzecke *Dermacentor andersoni*, kann sehr hoch sein.

Ein ähnliches Virus ist in Deutschland (in Baden-Württemberg, sehr selten) gefunden worden, das Eyach-Virus. Ob dieses Virus auch menschliche Erkrankungsfälle auslöst, ist völlig offen.

Parasitosen nach Zeckenstich

Babesiose

Babesien sind Parasiten, die im Blut vorkommen, wenn sie durch einen Zeckenstich übertragen wurden. Sie befallen ausschließlich die roten Blutkörperchen und haben eine gewisse Ähnlichkeit mit dem Erreger der Malaria. Humanmedizinisch bedeutsam sind die Arten *Babesia microti* und *Babesia divergens*.

Babesien werden vor allem durch *Ixodes*-Zecken übertragen. Auch eine Übertragung des Erregers über Bluttransfusion wurde beschrieben.

Es ist nicht klar, weshalb klinische Manifestationen von Babesiosen in Deutschland noch nicht sicher nachgewiesen wurden, obwohl z.B. in Süddeutschland der Parasit in Zecken ähnlich häufig wie das FSME-Virus nachgewiesen wurde.

Besonders gefährdet sind Patienten, deren Immunsystem krankheitsbedingt oder durch Medikamente gezielt unterdrückt wird oder denen die Milz entfernt wurde (immunsupprimierte Patienten).

Die Krankheitserscheinungen verlaufen von kaum bemerkbar (subklinisch) über Formen eines grippalen Infektes bis zur lebensbedrohlichen Infektionskrankheit mit Blutarmut und Auflösung der Erythrozyten.

Mehrfach- und Mischinfektionen

Zecken können gleichzeitig mehrere unterschiedliche Krankheitserreger, Viren, Bakterien und Parasiten, in sich tragen. Auf diese Weise kann eine Zecke im Verlauf einer Blutmahlzeit unter Umständen auch mehrere Erreger übertragen, die unterschiedliche Krankheiten hervorrufen. In Deutschland ist naturgemäß die häufigste Kombination das FSME-Virus und Lyme-Borrelien. Untersuchungen in Slowenien zeigen, dass diese häufigste Erregerkombination gefolgt wird von der Kombination FSME-Virus und *Anaplasma phagocytophilum* (Erreger der Granulozytären Ehrlichiose, s.S. 58f.). In den USA findet man an erster Stelle die Erregerkombination Lyme-Borrelien und Ehrlichien. Bisherige Untersuchungen lassen erkennen, dass bei einigen Patienten mit Fieber nach Zeckenstich auch mindestens zwei Krankheiten gleichzeitig ausbrechen können. Auch die gleichzeitig gemessene Entwicklung von Antikörpern gegen verschiedene Erreger im Blut von Personen mit Fieber nach Zeckenstich erhärtet diese Befunde.

Mittels molekularbiologischer Untersuchungsmethoden konnten in einer Zecke bis zu 7 verschiedene Erregertypen nachgewiesen werden. Diagnostik und Behandlung solcher Mischinfektionen sind nicht einfach. Vermutlich ist in diesem Bereich die Dunkelziffer noch sehr hoch. Neueste Entwicklungen in der Erreger- und Antikörperdiagnostik, z.B. durch Mikrochip-Verfahren, die eine nahezu unbegrenzt große Probenmenge spezifisch zu testen ermöglichen, wird hier in Zukunft sicher Abhilfe schaffen.

Scheinbare Therapieversager könnten teilweise in solchen unerkannten Mehrfachinfektionen ihre Erklärung finden.

Haben die durch Zecken übertragenen Krankheiten zugenommen?

Durch Zecken übertragene Krankheiten haben in den letzten 30 Jahren definitiv zugenommen. Was sind die Gründe dafür?

Auf S. 23 wurde bereits ausgeführt, weshalb und wo sich vor allem der Gemeine Holzbock in der letzten Zeit weiter ausgebreitet hat. Ohne sichere Beweise zu haben, aber mit immer deutlicheren Hinweisen, wird diese Entwicklung der Klimaveränderung angelastet. Diese beobachtete Ausbreitung führt dazu, dass mehr und andere (bei FSME z.B. ungeimpfte) Menschen in Kontakt mit den Krankheitserregern kommen können und dadurch pro Jahr auch mehr Erkrankungsfälle entstehen. Der gemeine Holzbock ist zunehmend auch im Winter aktiv, da die Zahl der warmen Tage stetig zunimmt. Das Hochrisikoland Tschechien hat beispielsweise 2006 gemeldet, dass fast die Hälfte der FSME-Fälle im letzten Drittel des Jahres entstanden sind. Dies ist eine völlig neue Situation. Es gibt aber noch eine Reihe weiterer Gründe für eine Zunahme der durch Zecken übertragenen Krankheiten, biologische, ökologische, politische und soziale. Einige sollen hier angeführt werden.

Nicht nur die Verbreitungsgebiete der Zecken vergrößern sich, sondern auch die Zahl der Zecken nimmt in manchen Regionen zu, dadurch steigt die Zahl der Zeckenstiche. Das Problem der durch Zecken übertragenen Erkrankungen wird mit höherer Aufmerksamkeit betrachtet, was zum Erkennen und zur Meldung von mehr Erkrankungsfällen führt. Ebenso hat sich die Diagnostik im Labor verbessert, was den gleichen Effekt hat. Auch das Freizeitverhalten hat sich verändert. Mehr Menschen genießen die Natur, joggen, sammeln Pilze, gehen spazieren etc. Die Menschen werden älter, und die älteren Menschen bleiben länger aktiv.

Die Faktoren, die zu einer Erhöhung der Zahl von Fällen von durch Zecken übertragenen Krankheiten geführt haben, sind vielfältig.

Nach dem Zusammenbruch des Kommunismus in verschiedenen Ländern haben sich landwirtschaftliche Produktionsformen in der Tierhaltung wieder naturnäher entwickelt. Die die Tiere betreuenden Landwirte sind zwangsläufig häufiger Zeckenstichen ausgesetzt, und das FSME-Virus tritt wieder häufiger in Rohmilch auf, allerdings nicht in Deutschland.

Durch den Abzug von Besatzungstruppen, z.B. in den Baltischen Staaten und in Ostdeutschland, sind früher für die Öffentlichkeit gesperrte Gebiete offen für jedermann.

In einigen Ländern haben sich die ökonomischen Bedingungen insbesondere für ältere Menschen und für Arbeitslose verschlechtert. Sie sind häufiger gezwungen, den Wald und andere Naturareale als Ressource zu nutzen und haben mehr Kontakte mit Zecken. Diese Entwicklung geht auch an den hoch industrialisierten »reichen« westlichen Ländern nicht vorbei. Die explodierenden Preise für fossile Brennstoffe haben z. B. dazu geführt, dass in zunehmender Weise einheimisches Holz für Heizungszwecke verwendet wird. Zwangsläufig kommen auch dadurch mehr Menschen mit Zecken in Kontakt.

Durch Zecken übertragene Krankheiten der Haus- und Nutztiere

Lyme-Borreliose

Diagnostik und Klinik

Der Wissensstand zur Diagnostik und Klinik der Lyme-Borreliose im Bereich der Veterinärmedizin ist noch nicht ausreichend weit entwickelt. Die Erkrankung erscheint deshalb vermutlich bei manchen Tierarten unterrepräsentiert und bei anderen in ihrer Bedeutung noch nicht klar erkennbar.

Haus- und Nutztiere, insbesondere Weidetiere, aber auch viele Hunde und Katzen, werden zweifellos häufig von borrelienhaltigen Zecken befallen. Es werden klinische Erkrankungen registriert, aber es gibt auch seropositive Tiere ohne Klinik, wobei die Beurteilung und Differenzierung häufig schwierig ist.

Nach dem bisherigen Wissensstand treten klinische Erkrankungen durch Lyme-Borrelien bei Pferd (Esel), Hund und Rind auf, die Situation bei Schaf und Katze sowie bei Zootieren ist unklar bzw. zu wenig untersucht. Bei Ziegen wurden Antikörper gefunden, klinische Symptome wurden aber bisher nicht gesehen. Auch Wildschweine sind, ohne dass man etwas über Krankheitszeichen weiß, serologisch positiv getestet worden. Fasane fungieren wie auch manch andere Vogelart als Reservoirwirte für bestimmte Borrelienarten, klinische Beschwerden entwickeln sich wahrscheinlich nicht.

Die Lyme-Borreliose tritt beim Hund trotz vermutlich hoher Exposition seltener auf als beim Menschen. Eine Erkrankung des Hundes beginnt häufig mit einer Wanderröte (Erythema migrans), die insbesondere bei hellhäutigen Hunden unter dem Fell gut sichtbar ist. Häufigste Symptomatik sind Gelenkentzündungen, die zu späterer Lahmheit führen können.

Diese und weitere klinische Symptome werden kontrovers diskutiert. Schwellungen der regionalen Lymphknoten bei experimentell infizierten Hunden sind beschrieben worden, ebenso eine Nieren- und Herzbeteiligung bei der Erkrankung.

Pferde zeigen Arthritiden und Herzbeteiligung, seltener auch Infektionen der Augen und Enzephalitiden (Neuroborreliose).

Die Lyme-Borreliose bei Rindern wird verbunden mit Lahmheit, Gewichtsverlust und Aborten. Manchmal gelingt die Erregerisolierung aus klinischem Material. Sichere Antikörperzunahmen wurden gezeigt, ebenso der positive Einfluss einer Tetracyclintherapie auf den Krankheitsverlauf bzw. das Erreichen einer Heilung.

Die Bedeutung einer Lyme-Borreliose bei Rind und Pferd für die Leistungsparameter dieser Tiere wird mangels Daten unterschiedlich bewertet.

Es konnte weiterhin durch serologische Untersuchungen auf spezifische Antikörper gegen Lyme-Borrelien gezeigt werden, dass ca. 10% der Zootiere in den deutschen Tiergärten Kontakt mit diesen Erregern hatten. Es wurden auch einzelne Erkrankungsfälle beschrieben.

Impfstoff gegen Lyme-Borreliose beim Hund

Es wurde in Deutschland ein Impfstoff gegen die Lyme-Borreliose des Hundes zugelassen (Präparatbezeichnung »Merilym«). Dabei ist bedauerlich, dass er ausschließlich auf der Basis der in Europa recht selten vorkommenden Borrelien-Genospezies *Borrelia burgdorferi* sensu stricto entwickelt wurde. Minimale Kreuzreaktionen im Reagenzglas lassen vermuten, dass im lebenden Tier überhaupt kein Schutz gegenüber den viel häufiger vorkommenden Borrelien-Genospezies *Borrelia afzelii* und *Bor-*

relia garinii entwickelt wird. Exakte Daten dazu gibt es leider nicht. Da der Nachweis von schützenden Antikörperkonzentrationen in den geimpften Tieren bei der Zulassung von Veterinärimpfstoffen (im Unterschied zu Humanimpfstoffen) in der EU unsinnigerweise nicht gefordert wird, wurde er auch nicht durchgeführt. Damit ist die Wirksamkeit dieses Impfstoffes insgesamt nicht belegt.

Der betreffende Impfstoff wurde an Beagles getestet. Diese Hunderasse ist für die Borrelien-Genospezies *Borrelia burgdorferi* sensu stricto sehr empfänglich, und der Impfstoff erwies sich in diesem speziellen Fall als wirksam. Ob dies bei anderen Hunderassen auch funktioniert, ist unbekannt. Ausgedehnte Feldstudien zur Wirksamkeit gibt es nicht. Außerdem wird vermutet, dass viele Hunde mit Lyme-Borrelien infiziert sind, ohne zu erkranken. Es bleibt die Schlussfolgerung, dass diese Impfung problematisch sein kann, ihre Wirksamkeit nicht ausreichend dokumentiert ist und man seinen Hund deshalb wohl besser regelmäßig gut nach Zecken absucht und zeckenabwehrende Mittel anwendet. Die Präparate Frontline und ExSpot sind diesbezüglich wirksam.

Die Wirksamkeit des Impfstoffes an Hunden ist noch nicht abschließend geklärt.

Frühsommer-Meningoenzephalitis

FSME beim Hund

FSME-Erkrankungen beim Hund sind seit mehr als 30 Jahren bekannt. Die Symptomatik ähnelt der beim Menschen. Saisonale Häufungen und Erkrankungen nach Zeckenstich geben die entsprechenden diagnostischen Hinweise. Die FSME ist beim Hund eine eher seltene Erkrankung, wenn auch zunehmend diagnostiziert und häufig so schwer und mit Restschäden verlaufend, dass ein Einschläfern (Euthanasierung) erforderlich wird. Es existiert die Auffassung, dass die FSME des Hundes seltener als die des Menschen auftritt, dann jedoch in der Regel schwerer als bei ihm verläuft.

Die klinischen Verläufe sind sehr unterschiedlich. Sie können auch subklinisch bis perakut-letal, d.h. außerordentlich rasch mit tödlichem Ausgang, auftreten. Chronische Verläufe wurden außerdem beschrieben.

Die FSME des Hundes ist in den meisten Risikogebieten der FSME zu beobachten, so auch in Deutschland. Ein für die Anwendung am Hund zugelassener Impfstoff existiert nicht. In Österreich werden Hunde nach Einverständniserklärung des Besitzers mit dem humanen Impfstoff der Baxter AG geimpft.

FSME bei Wiederkäuern

Nach der Virusübertragung kommt es zu einer Streuung des Virus über den Blutkreislauf. Klinische Erscheinungen sind bisher noch nicht beschrieben worden.

FSME beim Pferd

Die FSME beim Pferd ist sehr wenig untersucht und die Datenlage ist unklar bis dürftig. In Risikogebieten der FSME ist die Zahl der weidenden Pferde, in denen sich Antikörper nachweisen lassen, mit 10 – 25% relativ hoch. Es gibt aber nur wenige Studien dazu. Die Erkrankungsrate liegt weit unter der Zahl der Tiere, die Antikörper gegen Lyme-Borrelien tragen.

Ein einziger Fall einer klinischen Erkrankung mit neurologischer Symptomatik ist beschrieben worden. Diese äußerte sich in deutlich gestörtem Allgemeinbefinden, Fieber, Zittern, Ataxie und Krämpfen.

FSME bei Affen

Seit 2006 ist gesichert, dass auch Affen (Berbermakaken) nach natürlicher Exposition durch Zecken an FSME erkranken und sterben können.

Seit längerer Zeit war bereits bekannt, dass man durch Einspritzen des Virus in das Zentrale Nervensystem tierexperimentell eine FSME hervorrufen kann.

Weitere von Zecken auf Tiere übertragene Erkrankungen

Babesiose beim Hund

Bei der Infektion des Hundes mit dem Parasiten *Babesia canis*, dem Erreger der Hunde-Babesiose, werden die roten Blutkörperchen zerstört und Anämie (Blutarmut) und Gelbsucht sind die Folge. Deshalb spricht man auch von der sog. Hundemalaria. Unbehandelt sterben die Tiere nach wenigen Tagen. Diese schwere Erkrankung wurde in früheren Jahren ausschließlich aus südlichen Ländern durch Reisen importiert. Inzwischen hat sich die Auwaldzecke (Abb. 12) und mit ihr der Parasit über weite Teile Deutschlands ausgebreitet.

Anaplasmose beim Hund

Die Granulozytäre Ehrlichiose, auch Hunde-Anaplasmose, wird durch den Gemeinen Holzbock übertragen. Der bakterielle Erreger, *Anaplasma phagocytophilum*, zerstört die weißen Blutkörperchen des Hundes.

Q-Fieber

Durch eine Infektion mit dem Erreger *Coxiella burnetii* können vor allem Paarhufer erkranken. Dabei spielen Schafe eine Hauptrolle, gefolgt von Rindern und Ziegen. Auch Katzen, Hunde und Kaninchen erkranken, ebenso Wildtiere wie Rehe, Hirsche und Füchse. Diese Tiere bilden das Reservoir für den Erreger und können gleichzeitig erkranken. Sie können aber auch ohne Symptome einer Erkrankung den Erreger beherbergen und so unerkannt weiterverbreiten.

Prophylaktische Maßnahmen gegen Zeckenstiche und gegen bestimmte von Zecken übertragene Erkrankungen

Zeckenstichprophylaxe

Wie schon beschrieben, werden Zecken von vorbeiziehenden Wirten von Gräsern oder anderen »Lauerplätzen« abgestreift bzw. sie krallen sich blitzschnell an ihnen fest. Im Anschluss daran sucht die Zecke auf dem Wirt eine für sie optimale Einstichstelle.

Bei Aufenthalten in Zeckengebieten sollten Sie lange, helle und an den Bündchen fest schließende Kleidung tragen. Anschließend empfiehlt es sich, zu duschen und sich gründlich nach Zecken abzusuchen.

Zecken lieben warme, gut durchblutete und wohl auch abgedunkelte Körperstellen. Sie bewegen sich deshalb gern in den Genitalbereich, in die Kniekehlen, die Achselhöhlen, die Leistengegend oder zum Haaransatz und stechen dort ein. Bis eine Zecke einen idealen Ort zum Einstechen auf einem Menschen gefunden hat, dauert es unter Umständen Stunden (Abb. 8). Das gibt dem Betroffenen die Gelegenheit, eine Zecke noch vor ihrem Einstich zu entdecken und zu entfernen. Aufgrund ihrer dunklen Färbung hat ein weißer Europäer bei erwachsenen Zecken kaum Schwierigkeiten, sie auf der Haut zu sehen. Bei Nymphen und vor allem bei Larven ist der Fall schon schwieriger. Dunkelhäutige Menschen sollten sich generell besonders sorgfältig absuchen.

Sich wegen der Zeckengefahr in einem Risikogebiet nicht mehr aus dem Haus zu trauen, ist unnötige, übertriebene Vorsicht. Besser ist es, bei Aufenthalten in Zeckengebieten lange, helle und an den Bündchen fest schließende Kleidung zu tragen und sich anschließend (aber höchstens eine Stunde nach Exposition) daheim auf Zecken zu kontrollieren oder noch zusätzlich zu duschen. Helle Kleidung ist günstig, um die dunklen Zecken noch im Wald auf sich zu entdecken. Über die langen Hosen gezogene Strümpfe verhindern, dass eine Zecke schon im Fußbereich schnell die

Haut erreicht. Kinder sind aufgrund ihrer Körpergröße besonders gefährdet, am Haaransatz gestochen zu werden. Das Tragen einer Mütze minimiert das Zeckenstichrisiko sicher nicht.

Auch Haustiere müssen regelmäßig abgesucht werden.

Können Zecken im Freiland erfolgreich bekämpft werden?

Was kann man im Garten und in öffentlichen Anlagen zu ihrer Zurückdrängung tun?

Es sei vorausgeschickt, dass es keine hundertprozentig befriedigenden Lösungen gibt. Zecken leben für längere Zeiten recht verborgen und sind auch gegenüber vielen Giften nicht besonders empfindlich. Trotzdem existiert eine Reihe von Methoden, die zumindest partiell Abhilfe schaffen bzw. Probleme lindern können. Einige seien im Folgenden angeführt.

Zecken, insbesondere der in der vorliegenden Betrachtung im Vordergrund stehende Gemeine Holzbock, lassen sich nicht leicht zurückdrängen. Schließlich finden sie geeignete Wirte in Wäldern, vielen Stadtparks und sogar in Gärten, wenn sie in der Nähe von Waldflächen liegen. Dies fällt immer dann auf, wenn ohne entsprechende biologische Prüfung öffentliche Anlagen oder Wohnsiedlungen »im Grünen« in häufig hoch belasteten Gebieten angelegt werden und dann Zecken auf den betreffenden Grundstücken in unmittelbarer Umgebung des Menschen vorkommen. Versuche in der früheren Sowjetunion und der DDR in den 1960er- und 1970er-Jahren, mittels DDT und anderer Chemikalien das Zeckenproblem prinzipiell zu lösen, sind ausnahmslos gescheitert. Neben beträchtlichen ökologischen Schäden wurde lediglich vorübergehend eine Ausdünnung der solchermaßen bekämpften Zeckenpopulationen erreicht, die nach Einstellung der Bekämpfung sehr bald in eine deutliche Zunahme der Populationsstärke über das Ausgangsniveau hinaus mündete.

Beim »Bauen im Grünen« sollte auch auf mögliches Zeckenvorkommen geachtet werden. So ist es beispielsweise möglich, mittels Flaggmethode sein potenzielles Baugrundstück zu untersuchen (s.S. 32f.). (Allerdings muss derjenige in der Lage sein, Zecken von anderen Gliederfüßlern eindeutig zu unterscheiden!)

Es ist nicht einfach, ein Grundstück von Zecken freizuhalten bzw. zu befreien, insbesondere dann, wenn es an ein Waldstück grenzt, das massiv von Zecken befallen ist, und so immer wieder Zecken auf das benachbarte Grundstück vordringen oder verschleppt werden können.

Der Gemeine Holzbock benötigt unbedingt eine hohe kleinklimatische Luftfeuchtigkeit für seine Existenz in den ausgedehnten Phasen zwischen den Blutmahlzeiten. Große Bedeutung an den meisten mitteleuropäischen Standorten kommt deshalb der Existenz einer ganzjährig ausgebildeten und möglichst dichten Laubstreu zu (kommt vor allem dort vor, wo Eichen und Buchen stehen).

Sie wird sowohl als Ort für die Eiablage verwendet als auch als Feuchterefugium während aller möglicher Ruhephasen (z.B. auch in trockenen und warmen Witterungsperioden), auch zum Überwintern. Kalte, trockene Winter führen zu einer Reduktion von Zeckenpopulationen vor allem an solchen Standorten, die keine optimalen Bedingungen bieten.

Es ist deshalb kein Zufall, dass in öffentlichen Parks das Vorkommen von Zecken eng mit der Parkpflege im Zusammenhang steht. Früher wurde das Laub im Spätherbst weggeräumt, womit etwa vorhandenen Zecken die Überlebensgrundlage entzogen war. Aus ökonomischen (und auch aus ökologischen) Gründen wurde später das Laub liegen gelassen, was zu einer Zunahme der Zeckenbelastung führte. Es ist zu überlegen, ob durch Entfernen der Laubstreu alle 2–3 Jahre im Spätherbst in von Zecken befallenen Parkanlagen das Problem nicht wenigstens stark reduziert werden sollte.

Handelt es sich um große Stadtparks wie z.B. in Riga, München und Wien, sind solche Maßnahmen nicht komplett durchführbar, auch wenn die Zeckendichte hoch ist und in den Zecken FSME-Virus und Lyme-Borrelien vorkommen. Auch in den oft ausgedehnten Grüngürteln um Ballungszentren sind solche Maßnahmen kaum flächendeckend denkbar. Die Praxis zeigt, dass in vielen Großstädten die Erkrankungshäufigkeit an FSME bzw. Lyme-Borreliose hoch ist, weil viele Menschen sich an den Wochenenden im Umland erholen oder ihre Wochenendhäuser auf von Zecken befallenen Grundstücken bewohnen. Solche epidemiologischen Berichte liegen z.B. aus Großstädten in Sibirien vor.

Es ist sicherlich hilfreich, die Vegetation in öffentlichen Anlagen, z.B. Schwimmbädern und Parks, aber auch im heimischen Garten, durchweg kurz zu halten, ohne dass man eine hundertprozentige Lösung des Problems allein auf diesem Weg garantieren kann.

Als Faustregel gilt aber, je dichter und bunter der Rasen ist, je »schöner« die Blumenwiese, desto mehr verschiedene Sämereien werden produziert, die Anziehungsort für zahlreiche Mäuse und Vögel sind (Abb. 25). Wenn dann auch noch die kleinklimatischen Ansprüche der Zecken befriedigt werden (z.B. durch Laubeintrag in die Wiese aus einem nahe gelegenen Wald), bestehen beste Voraussetzungen dafür, dass sich dort allmählich auch Zecken erfolgreich ansiedeln.

Sorgt der Mensch für ein Überangebot an Futter, zieht das Mäuse an, die sich dann meist auch stark vermehren. Es gibt Hinweise, dass auf diese Weise die Zeckenbelastung an manchen Autobahnraststätten zugenommen hat. So können Erkrankungen an FSME oder Lyme-Borreliose entstehen, bei denen die Patienten »Stein und Bein« schwören, nicht in einem Wald oder Park gewesen zu sein. Durch eine regelmäßige Müllentsorgung an solchen Plätzen vermag man diesem Problem vermutlich wirksam zu begegnen.

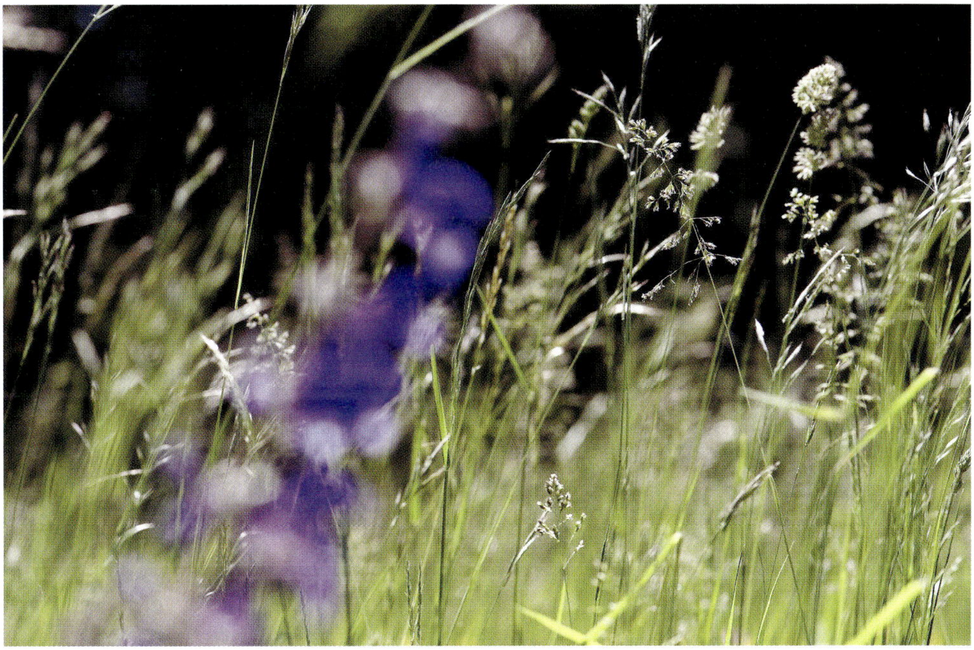

Abb. 25: Zeckenbiotop »Blumenwiese«
Je artenreicher eine solche Wiese ist, umso mehr Samen verschiedener Gräser werden produziert. Diese bilden eine interessante Nahrungsquelle für Mäuse, die Zecken »mitbringen«. (Foto: W. Maginot)

Die in den USA entwickelten Futterboxen für Kleinsäuger, in deren Innenraum Futter abgelegt wird, das nur nach Passieren von mit Zecken abwehrenden Mitteln imprägnierten Bürsten möglich ist, sollen die Zeckenlast von Mäusen reduzieren. Sie stellen nach meiner Auffassung in der Praxis keine wirkliche Lösung des Problems dar und sind wohl auf dem experimentellen Stadium stehen geblieben bzw. für Forschungszwecke interessant. Für einen langfristigen Betrieb sind sie außerdem viel zu teuer und zu arbeitsaufwendig. Ähnliche Projekte sind in den USA auch für Großtiere (Hirsche, Rehe) begonnen worden. Die Effektivität im Feld ist zurzeit nicht hinreichend einzuschätzen.

Eine Bekämpfung von Wildmausarten zum Zweck der Zurückdrängung von Zecken ist aus Gründen des Natur- und Artenschutzes nicht möglich und so vordergründig sicher auch nicht sinnvoll.

Über natürliche Feinde der Zecken, allen voran der Gemeine Holzbock, wissen wir leider sehr wenig. Insektenfresser (Spitzmäuse, Igel, Maulwürfe) und auch Vögel fressen gelegentlich Zecken, wenn sie Blut aufgenommen haben.

Fressfeinde in größerem Ausmaß sind Ameisen, insbesondere die Rote Waldameise. Ob deren Aktivitäten wirklich zu einer Dezimierung der Zecken in der Natur führen, wissen wir nicht. Die Rote Waldameise kommt recht selten vor, die Zecken sind dagegen weit verbreitet. Die Einflussmöglichkeit dieser Ameisenart auf Zecken ist daher als gering zu bewerten.

Ein natürlicher Feind von Schildzecken ist eine sehr kleine parasitische Wespe (wissenschaftlicher Name: *Ixodiphagus hookeri* oder auch *Hunterellus hookeri*), die aber vermutlich nur dort anzutreffen ist, wo Zecken in großer Dichte auftreten. Sie legt ihre Eier in das Larven- und Nymphenstadium des Gemeinen Holzbocks und auch anderer Schildzeckenarten. Die Wespen warten so lange, bis die Nymphe Blut aufnimmt. Dann erst werden sie aktiv und entziehen ihrem Wirt in zunehmendem Maße Nahrung und entwickeln sich zu erwachsenen Wespen, die die schließlich völlig ausgezehrte und gestorbene Zecke verlassen. Durch die exzessive Nahrungsaufnahme in dieser Entwicklungsphase töten sie die Zecke, bevor sie sich zur erwachsenen Zecke häutet. Eine biologische Bekämpfung von Zecken auf diesem Wege dürfte aber nur dann effektvoll sein, wenn die Wespen im Labor massenhaft gezüchtet und dann freigelassen werden, ein sicher äußerst mühsames und teures Unterfangen.

Noch in den experimentellen Kinderschuhen stecken wissenschaftliche Projekte, die untersuchen, inwieweit bestimmte Pilze (wissenschaftlicher Gattungsname: *Metarhizium*) und Fadenwürmer (Nematoden) Zeckenpopulationen wirksam dezimieren können.

Zeckenabwehrende Mittel (sog. Repellents)

Zeckenabwehrende Mittel sind in Vielzahl auf dem Markt. Ihre Effektivität und Wirksamkeit differieren allerdings außerordentlich. Es soll aber schon an dieser Stelle angemerkt werden, dass selbst, wenn sie hervorragend wirken, niemals ein absoluter Schutz vor Zeckenstichen erreicht wird. Viele angebotene Mittel wurden als Präparate zur Stechmückenabwehr entwickelt und haben auch eine gewisse Wirkung auf Zecken, was i.d.R. aber nicht ausgewiesen wird.

2001 hat die Stiftung Warentest 18 der auf dem Markt befindlichen Mittel sehr sorgfältig und mit objektiven wissenschaftlichen Methoden auf ihre zeckenabwehrende Wirkung geprüft. Das beste Mittel war **Zanzarin Bio-Hautschutz-Lotion®** mit Kokosfettsäuren als Wirkstoff, gefolgt von **Nexa Lotte natur Hautschutz-Milch®** mit demselben Wirkstoff. **Autan Active Lotion®** mit dem Wirkstoff Bayrepel folgte danach. Alle drei Mittel erhielten das Qualitätsurteil »Gut« wie auch noch das Mittel **Taoasis®**. Alle anderen Präparate hatten eine deutlich geringere oder gar keine Wirksamkeit.

Obwohl die beiden am besten bewerteten Präparate nach Herstellerangaben 6 Stunden wirksam waren, empfahl die Stiftung aus Sicherheitsgründen, alle 4 Mittel nach jeweils 2 Stunden erneut anzuwenden. Für Säuglinge und Kleinkinder bis 2 Jahre sollten diese Präparate nicht eingesetzt werden. Die übrigen 14 Prä-

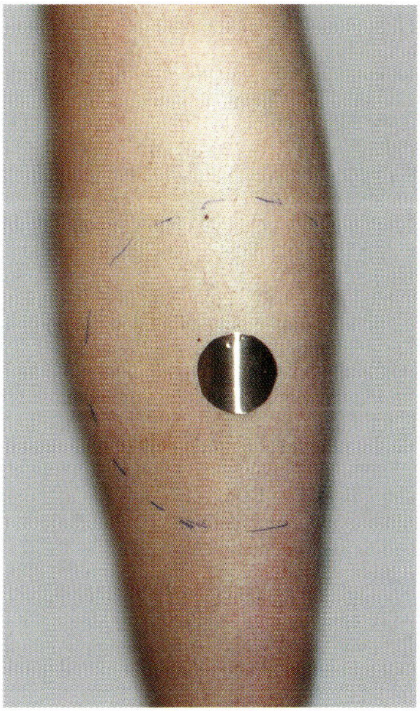

Abb. 26: Untersuchung von zeckenabwehrenden Mitteln (Repellents)
Auf die Haut von Freiwilligen wird ein Kupferplättchen geklebt. Die mit einer gestrichelten Linie gekennzeichnete Fläche ist mit der Testsubstanz eingestrichen. Zecken (Laborzecken, frei von Erregern) werden auf das Kupferplättchen gesetzt. Sie bleiben dort sitzen, wenn das Mittel wirksam ist. Das hier getestete Mittel ist unwirksam, da die beiden verwendeten Zecken im präparierten Hautareal unterwegs sind.
(Foto: H. Dautel)

parate waren ungeeignet (2-mal befriedigend, 2-mal ausreichend und 10-mal mangelhaft).

Es sei hinzugefügt, dass seit dieser Untersuchung neue Repellents auf den Markt gekommen sind, deren Wirkung die Stiftung noch nicht getestet hat und die nach Herstellerangaben wirksam sind.

Obwohl durch Zecken übertragene Krankheiten hauptsächlich in der Freizeit erworben werden, sind auch Beschäftige der Forstwirtschaft, Jäger und Angehörige militärischer Einheiten in Ausübung ihres Dienstes hoch exponiert. Deshalb wird Berufskleidung mit zeckenabwehrendem Potenzial entwickelt, wobei der Wirkstoff Permethrin in die Textilien verpresst wird. Dadurch sind 20 – 25 Waschvorgänge möglich, ohne den Wirkstoff völlig herauszulösen und auch die Belastung des Trägers durch Resorption durch die Haut bzw. das Einatmen des ausgegasten Wirkstoffs wird minimiert.

Immer wieder tauchen Berichte über angeblich zeckenabwehrende Pflanzenwirkstoffe auf wie z.B. aus Knoblauch. Diese halten entweder wissenschaftlichen Prüfungen nicht stand oder es gibt außer Behauptungen keine wissenschaftlich begründeten Wirksamkeitsnachweise.

Was tun, wenn man an sich eine saugende Zecke entdeckt? (Zeckenzangen, Pinzetten, Eisspray, Fingernägel, Skalpell)

Trotz aller Vorbeugung kann es doch immer mal zu Zeckenstichen kommen, wenn man Zeckengebiete aufsucht. Ca. 40 – 60% aller Zeckenstiche werden nicht bemerkt. Zum einen sind sie schmerzlos und zum anderen saugen sich Zecken oft an nicht gut zugänglichen Stellen fest. Bei Larven kommt es überdies vor, dass sie durch die Reibung mit der Kleidung oder mit einem Handtuch bereits unbewusst entfernt werden.

Eine blutsaugende Zecke ist aber kein Grund zur Panik. Es ist notwendig, sie so schnell wie möglich zu entfernen, weil mit zunehmender Saugdauer das Risiko einer Infektion ansteigt. Wichtig ist dabei, die Zecke nicht zu pressen und zu quetschen, weil dadurch Körperflüssigkeiten der Zecke, die Erreger enthalten, übertragen werden können. Dies ist auch der Grund, dass die sog. »alten Hausmittel«, Beträufeln der Zecke mit Öl, Klebstoff etc., nicht angewendet werden sollten. Dabei gerät die Zecke durch Verstopfen ihrer Atemöffnungen unter Stress und produziert noch mehr Speichelflüssigkeit, wodurch weitere Erreger in den Stichkanal gelangen können.

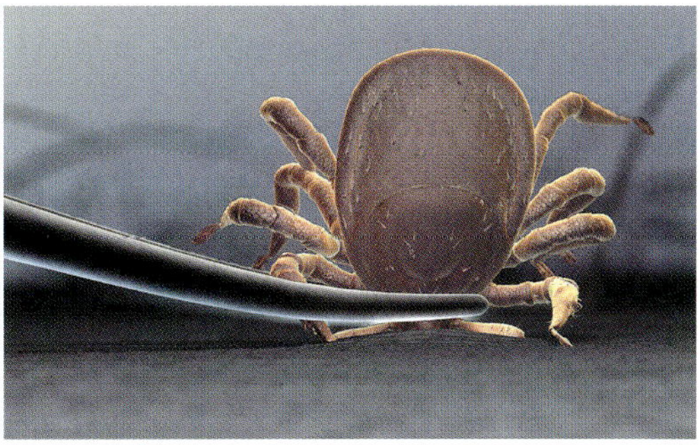

Abb. 27: Fachgerechte Entfernung einer festgesaugten Zecke
Man fasst die Zecke so hautnah wie möglich mit einer gut schließenden Stahlpinzette und zieht sie aus dem Stichkanal heraus. (www.zecken.de)

Diesen vielfach kolportierten Möglichkeiten einer gesteigerten Erregerübertragung durch Quetschen der saugenden Zecken oder durch Stress nach dem Verstopfen der Atemöffnungen wird auf der Basis von tierexperimentellen Daten von Experten durchaus aber auch widersprochen.

Eine saugende Zecke soll so hautnah wie möglich, am besten mit einer exakt schließenden, möglichst spitzen und am Ende eventuell leicht gebogenen Stahlpinzette an ihren Mundwerkzeugen gefasst werden. Sie wird dann etwas hin und her gehebelt, aus dem Stichkanal gelöst und entfernt (Abb. 27). Ein Drehen der Zecken ist vollkommen unnötig.

Für das Entfernen von saugenden Zecken gibt es im Handel sog. Zeckenzangen (Abb. 28). Sind sie aus Plastik und schließen schlecht, was häufig der Fall ist, sind sie ungeeignet. Auch Zeckenkarten, sog. »Safe Cards« sind gut zu verwenden. Dabei kommen scheckkartengroße Plastikkarten mit unterschiedlich großen Schlitzen für Nymphen und erwachsene Zecken zum Einsatz. Mit diesen Schlitzen fährt man unter die Zecke und hebelt sie aus der Haut. Auch Techniken, bei denen mittels Verei-

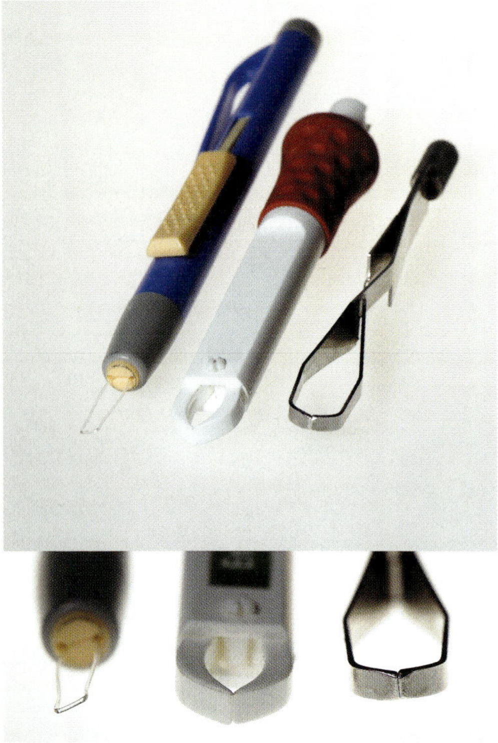

Abb. 28: Zeckenzangen
Verschiedene Modelle von Zeckenzangen aus Stahl bzw. Plastik. Links eine Zeckenschlinge. (Foto: W. Maginot)

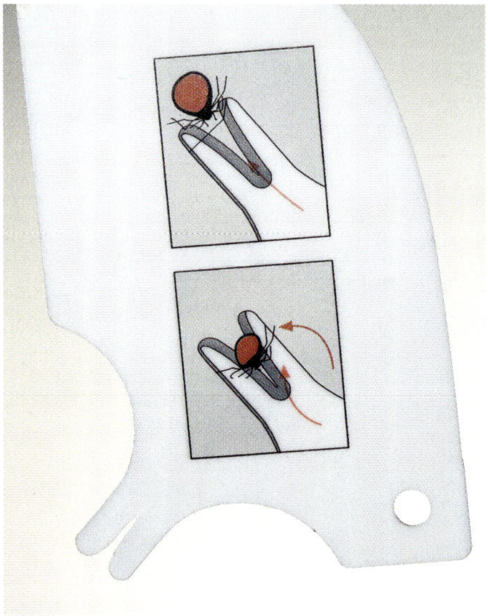

Abb. 29: Safe Card zur Zeckenentfernung
Das Plastikkärtchen hat meist unterschiedlich große Einkerbungen, um Nymphen bzw. erwachsene Schildzecken zu entfernen. Man fährt hautnah unter die festgesaugte Zecke und hebelt sie aus dem Stichkanal heraus. (Foto: W. Maginot)

sungsspray die Zecke zuerst tiefgekühlt und dann sofort entfernt wird, funktionieren recht gut und sind sinnvoll. Manche Ärzte hebeln die angesogenen Zecken mittels eines Skalpells heraus oder schneiden die Mundwerkzeuge einfach ab. Stets sollte man die Stichwunde sofort nach Entfernen der Zecke gut desinfizieren. Entfernte Zecken entsorgt man am besten über die Toilettenspülung.

Bleibt ein Teil des Stechrüssels (im Volksmund: des Kopfes) in der Haut, wird dieser kleine Fremdkörper meist von selbst nach einiger Zeit abgestoßen. Sollte sich die Stelle in seltenen Fällen entzünden, geht man zum Arzt. Der entfernt den Fremdkörper mittels eines kleinen Schnittes.

Auf jeden Fall sollte man die Stichstelle und den Zeitpunkt des Entfernens im Kalender notieren und die Stichstelle noch einige Wochen ab und zu kontrollieren. Tritt nach geraumer Zeit eine wachsende Hautrötung (Wanderröte, Erythema migrans) um die Stichstelle auf, muss man unbedingt zum Arzt gehen, da man dann eine Lyme-Borreliose hat. Auch wenn ohne diese Wanderröte nach einem Zeckenstich Fieber und andere klinische Erscheinungen auftreten, muss ein Arzt konsultiert werden. Von dem Zeckenstich ist dann unbedingt zu berichten.

Wie sinnvoll ist ein Erregernachweis bei vom Menschen abgenommenen Zecken?

Dazu gibt es keine einheitliche Expertenmeinung. Es ist sicher gut zu wissen, ob Zeckenpopulationen in einer bestimmten Region mit diesem oder jenem Erreger belastet sind. In vielen Fällen werden solche Daten aber nicht vorliegen. Wo der Gemeine Holzbock auftritt, ist auf jeden Fall mit dem Vorkommen von Lyme-Borrelien zu rechnen. Durchseuchungsraten von 10 – 20% sind bei Nymphen und erwachsenen Gemeinen Holzböcken die Regel, Werte bis zu 50% können stellenweise vorkommen. Wir haben im Sinne der allgemeinen Risikobewertung selbst jahrelang FSME-Risikogebiete untersucht und die Häufigkeit des Auftretens des FSME-Virus in Zeckenpopulationen bestimmt (s. S. 84f.). Diese Ergebnisse können in den entsprechenden untersuchten Gebieten erfolgreich zur Indikationsstellung für die Schutzimpfung verwendet werden. Dabei wurden Tausende von Zecken unter definierten Bedingungen mit molekularbiologischen Methoden untersucht.

Welche Stellung nimmt nun der Versuch einer Risikobewertung anhand einer vom Probanden abgenommenen gesogenen

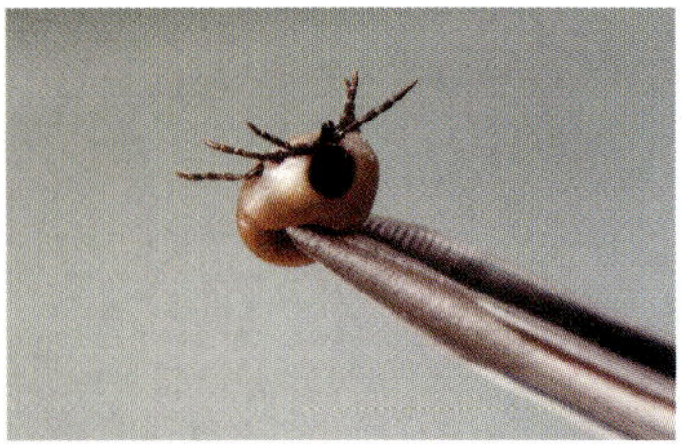

Abb. 30: Vom Wirt entfernte, noch intakte blutgefüllte Zecke (Foto: W. Maginot)

Zecke ein? Nach unseren langjährigen Erfahrungen kommen im Labor sehr häufig für diesen Zweck unbrauchbare Zeckenteile und -reste an oder auch intakte Zecken, die aber über Tage eingetrocknet sind und nur noch ein bedingt aussagekräftiges Untersuchungsergebnis ermöglichen. Ist die Zecke noch lebendig, erschwert das reichlich in ihr befindliche Blut die Untersuchung (Abb. 30). Auf diese Weise werden für teures Geld leicht falsche negative Ergebnisse produziert, die niemandem nützen.

Bei einem sicher sehr selten positiven FSME-Virus-Nachweis in einer individuellen Zecke gerät der ungeimpfte (!) Proband unter Umständen in Panik, da er das für ihn bestehende Risiko nicht einschätzen kann. Ca. 25 – 30% der so exponierten Personen werden eine Klinik und von dieser Patientenklientel 10 – 20% schwere neurologische Affektionen entwickeln. Aber auch diese realistische Risikoabschätzung führt i.d.R. nicht zu einer Beruhigung des Probanden. Dass es keine kausale Therapie gibt, verschärft die schlimmsten Befürchtungen noch. Gleichgültig wie das Ergebnis ausfällt, der ungeimpfte Proband kann nur abwarten, bis die Inkubationszeit vorbei ist. Außerdem sollte angemerkt werden, dass die Möglichkeit falsch-negativer Ergebnisse, insbesondere bei der Untersuchung blutgefüllter Zecken, gegeben ist. Wenn man darüber hinaus noch bedenkt, wie teuer eine derartige Untersuchung ist und wie viele Zeckenstiche pro Jahr in Mitteleuropa anfallen, sei auch die Frage erlaubt, wer für die Kosten eines solchen Vorgehens (von sehr beschränktem Wert) aufkommt.

Bei der Untersuchung einer individuellen Zecke auf Lyme-Borrelien sehen wir andere Probleme. Gehen wir (sehr optimistisch) einmal davon aus, dass das Testergebnis stimmt. Was soll bei einem positiven Resultat geschehen? Meist wird an eine antibiotische Borreliose-Prophylaxe gedacht. Es gibt aber keine Studien, die uns mit einiger Sicherheit sagen, wie lange, mit welcher Dosis etc. eine solche Prophylaxe wirksam durchzuführen ist (s.S. 56f.). In der Regel wird kurzzeitig Doxycyclin verabreicht, was dazu führen kann, dass die in den Körper eingedrungenen Lyme-Borrelien nicht vollständig eliminiert werden, sondern lediglich das Bakterienwachstum kurzzeitig unterdrückt wird und später, wenn niemand mehr an die Assoziation mit einem Zeckenstich denkt, Symptome auftreten, die unter Umständen nicht als Lyme-Borreliose eingeordnet werden.

Da eine frische Lyme-Borreliose, insbesondere wenn ein Erythema migrans auftritt, in der Hand eines erfahrenen Arztes keine wesentlichen diagnostischen und vor allem keine therapeutischen Probleme bietet und vollständig ausgeheilt werden kann, halte ich es wie die meisten Experten für effektiver, an Hand der Therapieschemata das Problem grundlegend zu lösen, solange derartige Prophylaxe-Studien nicht vorhanden sind.

Auch sollte man den medizinischen Laien immer auch aufklären, welche z.T. bedeutenden Nebenwirkungen eine solche Antibiotikagabe hat.

Und wie soll man sich bei besonders häufig Betroffenen (Landarbeiter, Militärangehörige, Förster etc.) verhalten, die in der Zeckensaison nahezu täglich saugende Zecken an sich finden? Die unsinnige Konsequenz wäre, diesen Personenkreis von April bis Oktober vorbeugend mit Antibiotika zu behandeln.

FSME-Schutzimpfung (Immunprophylaxe)

Wer sollte geimpft werden?

Noch vor 25 – 30 Jahren galt die FSME vor allem als eine Erkrankung der Jäger und Forstbediensteten, der Beschäftigten der Landwirtschaft, der Soldaten und Grenzschutzbeamten, also als eine Berufskrankheit. Diese Personen sind nach wie vor intensiv Zecken und Zeckenstichen ausgesetzt, der Anteil der Erkrankungen in diesen Gruppen hat aber in unserer »Freizeitgesellschaft« prozentual abgenommen; nicht zuletzt deshalb, weil diese Personengruppen inzwischen zum allergrößten Teil gegen FSME geimpft sind.

Die FSME-Schutzimpfung ist damit eine sog. Indikationsimpfung, zu der dann geraten wird, wenn jemand dauerhaft in einem FSME-Risikogebiet lebt oder in ein solches einreist und ein Zeckenstichrisiko hat. Dabei ist es gleichgültig, wie lange dieser Aufenthalt dauert.

Gegenwärtig infizieren sich 90% der an FSME erkrankten Personen bei Freizeitaktivitäten, z.B. beim Wandern, Zelten, Joggen, Radfahren, Angeln, Schwimmen, Golfen, Mountainbiken, Reiten, beim Arbeiten oder Spielen im Garten, beim Spaziergang mit dem Hund, beim Picknicken oder Pilze sammeln. Die FSME-Impfung wird daher allen empfohlen, die in einem FSME-Risikogebiet (s.S. 83) wohnen oder in der Vegetationsperiode dorthin reisen, sich gerne in der Natur aufhalten und damit das Risiko eingehen, einen Zeckenstich zu erleiden.

Erfahrungsgemäß kann man in einem solchen Risikogebiet bereits nach einem einzigen Zeckenstich erkranken und möglicherweise nach täglich mehr als zehn Zeckenstichen nicht. Ganz besonders empfohlen wird die Impfung älteren Menschen, da bei ihnen der klinische Verlauf der FSME statistisch deutlich schwerer ist als in jüngeren Jahren und das Immunsystem bereits weniger aktiv ist (s.S. 119).

FSME-Impfstoffe – woraus bestehen sie?

Wie andere Impfstoffe zum Schutz vor Infektionskrankheiten auch, werden FSME-Impfstoffe verabreicht, um das Immunsystem zur Produktion schützender Antikörper (und zur Entwicklung einer zellvermittelten Abwehr) im Blut anzuregen, bevor das FSME-Virus durch einen Zeckenstich auf den Menschen übertragen wird.

All diese Impfstoffe bestehen aus vollständig abgetöteten FSME-Viren (deshalb Totimpfstoffe). In modernen, hoch automatisierten Produktionsverfahren mit genauer Überwachung wird der Impfvirusstamm in Zellkulturen vermehrt (Abb. 31). Die Virusanzucht geschieht in Bioreaktoren in einem geschlossenen System. Hat sich das Virus ausreichend vermehrt, wird es durch Hochleistungszentrifugen im Saccharosedichtegradienten abgetrennt, konzentriert und zugleich gereinigt und danach schonend und vollständig inaktiviert (abgetötet).

Kinderimpfstoffe enthalten die halbe Menge des Virusantigens, das Erwachsene bekommen. Der hohe Reinheitsgrad des Virus garantiert eine spätere gute Verträglichkeit des Impfstoffes bei seiner Verabreichung.

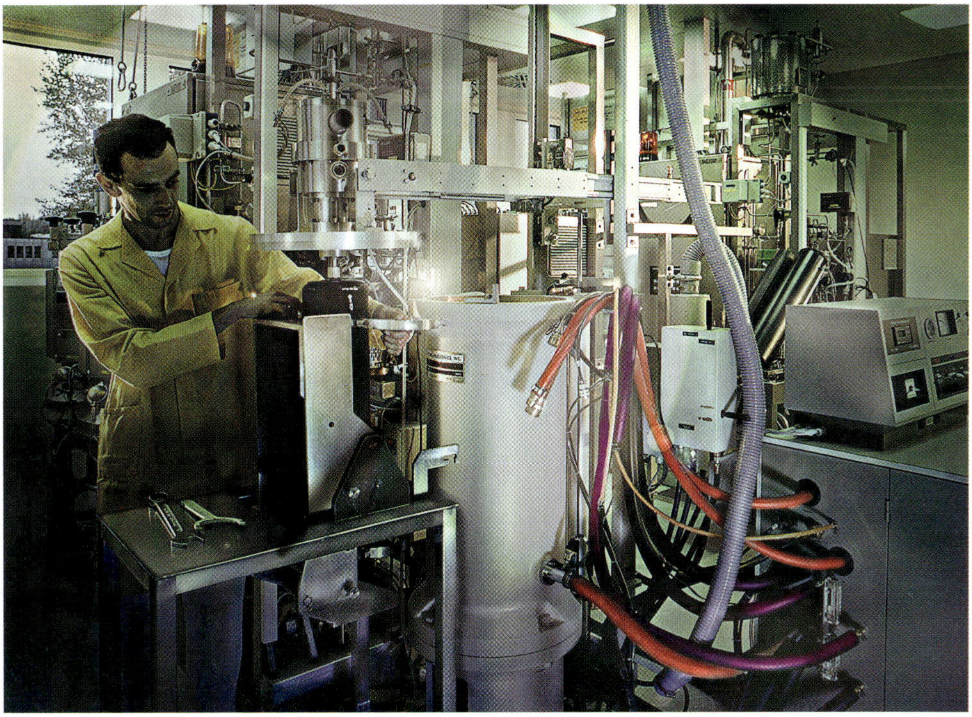

Abb. 31: Wartung der Anlagen zur Herstellung von FSME-Impfstoff
Zu erkennen sind die Bioreaktoren, in denen das FSME-Virus für die Impfstoffproduktion vermehrt wird, rechts eine Hochleistungsultrazentrifuge zur Virusgewinnung. (Foto: Baxter AG Orth/Donau, Österreich)

Neben abgetötetem Virus werden den Impfstoffen Substanzen beigemischt, die das Immunsystem anregen, die Antikörperproduktion zu verstärken (Adjuvans, Aluminiumhydroxid).

Am besten lässt man sich im Winter impfen, da zu dieser Zeit die Gefahr von Zeckenstichen am geringsten ist und man im darauf folgenden Frühjahr bereits einen guten Schutz besitzt. Wenn dann FSME-Viren durch einen Zeckenstich übertragen werden, binden diese Antikörper das Virus an bestimmten Oberflächenstrukturen und machen es so unschädlich, bevor es in Nervenzellen eindringen und diese zerstören kann.

Impfstoffe für Erwachsene

Gegenwärtig sind zwei FSME-Impfstoffe für die Anwendung bei Erwachsenen von zwei Impfstoffherstellern auf dem deutschen Markt (FSME-IMMUN Erwachsene® von Baxter Vaccines AG, Wien, und Encepur Erwachsene® von Novartis Behring). FSME-IMMUN Erwachsene ist für Personen ab dem vollendeten 16. Lebensjahr zugelassen, Encepur Erwachsene ab dem vollendeten 12. Lebensjahr.

Impfstoffe für Kinder – ab wann wird geimpft?

Auch für die Anwendung bei Kindern sind gegenwärtig zwei Impfstoffe von zwei Herstellern auf dem Markt (FSME-IMMUN Junior® von Baxter, Encepur Kinder® von Novartis Behring). Beide Impfstoffe sind bei Kindern ab Vollendung des ersten Lebensjahres zugelassen. FSME-IMMUN Junior® ist bis zum vollendeten 16. Lebensjahr zugelassen, Encepur Kinder® bis zum vollendeten 12. Lebensjahr. In Österreich werden, wenn erforderlich, Kinder mit FSME IMMUN Junior® auch bereits ab einem Alter von 6 Monaten geimpft.

Standard-Impfverfahren

Man unterscheidet **Standard-Impfverfahren** und sog. **schnelle Impfverfahren.**

Für eine komplette FSME-Impfung nach dem Standardschema werden bei Anwendung von **FSME IMMUN® für Erwachsene** 3 Injektionen benötigt, wobei die ersten beiden Impfungen regulär im Abstand von 1 – 3 Monaten durchgeführt werden. Eine dritte Impfung nach 9 – 12 Monaten schließt die sog. **Grundimmunisierung** ab und verleiht einen gesicherten Schutz für mindestens 3 Jahre, meist aber länger. Für einen kontinuierlichen und sicheren Schutz sollte dann eine Auffrischimpfung alle 3 Jahre erfolgen. Aktuell ist für FSME-Immun® bei Erwachsenen eingereicht, dass bei 16 – 49-Jährigen die erste Auffrischung nach 3 Jahren, alle weiteren nach 5 Jahren durchgeführt werden. In Österreich wird bei Erwachsenen bereits nur noch im Turnus von 5 Jahren aufgefrischt.

Bei Anwendung von **Encepur Erwachsene®** nach dem Standardschema erfolgen die ersten drei Injektionen wie bei FSME IMMUN, bei den 12 – 49-Jährigen die erste Auffrischimpfung nach 3 Jahren, die weitere und alle folgenden nach jeweils 5 Jahren. Bei den über 49-Jährigen wird nach der Grundimmunisierung die erste Auffrischimpfung nach 3 Jahren vorgenommen, alle weiteren ebenfalls alle 3 Jahre.

Schnelle Impfverfahren

Wenn die Zeckengefahr am größten ist, also im Frühjahr oder Sommer, oder wenn ein Urlaub in einem FSME-Risikogebiet kurzfristig geplant wird, kann auch ein verkürztes, schnelles Impfschema angewandt werden, mit dem der Impfschutz schneller erreicht wird. Die Praxis zeigt, dass dieses sog. Schnellimmunisierungsschema oft Anwendung findet, weil Reisende sich ungenügend über Infektionsrisiken in den Zielländern informieren und oft erst »kurz vor Toresschluss« von einer FSME-Gefahr Kenntnis erlangen. Zum Arzttermin auf jeden Fall den Impfpass mitnehmen!

Bei der Schnellimmunisierung mit FSME IMMUN® werden zwei Teilimpfungen im Abstand von 14 Tagen durchgeführt. Eine dritte Impfung erfolgt 5 – 12 Monate (FSME-IMMUN Erwachsene®) bzw. 9 – 12 Monate (FSME-IMMUN Junior®) nach der zweiten Teilimpfung. Der aufgebaute Schutz besteht für mindestens 3 Jahre, dann erfolgen einmalige Auffrischungsimpfungen alle 3 Jahre.

Bei der Schnellimmunisierung mit Encepur Kinder® werden 3 Immunisierungen an den Tagen 0, 7 und 21 gegeben, eine erste Auffrischimpfung nach 12 – 18 Monaten, die nächste und alle folgenden nach 3 Jahren. Bei der Schnellimmunisierung mit Encepur Erwachsene® erfolgt die Grundimmunisierung ebenfalls an den Tagen 0, 7 und 21, gefolgt von der ersten Auffrischimpfung nach 12 – 18 Monaten. Die zweite Auffrischimpfung und alle weiteren werden bei 12 – 49-Jährigen alle 5 Jahre vorgenommen, bei über 49-Jährigen alle 3 Jahre.

Passive Immunisierung

Eine passive Immunisierung kann nicht durchgeführt werden, da die dazu benötigten Präparate nicht mehr zur Verfügung stehen.

Passive Immunisierung bedeutete früher, einem Ungeimpften nach einem Zeckenstich in einem FSME-Risikogebiet innerhalb von maximal 96, besser noch von 72 Stunden, von geimpften Menschen »vorgefertigte« und gereinigte Antikörper gegen das FSME-Virus zu geben. Damit sollte eine biologische Inaktivierung der möglicherweise durch den Zeckenstich übertragenen FSME-Viren erreicht werden.

Diese passive Immunisierung war aber bei Weitem nicht so gut wirksam wie eine aktive Immunisierung durch vorherige Impfstoffgabe. Außerdem war die Gewinnung, Reinigung und Sicherheitsüberprüfung (Freiheit des Präparates von Fremdviren wie Hepatitisviren, HIV etc.) sehr teuer.

Schutzimpfung älterer Menschen – was ist besonders zu beachten?

Die Zahl älterer Menschen in unserer Gesellschaft nimmt ständig zu, ebenso die individuelle Lebenserwartung. Genauso erfreulich ist, dass sehr viele Senioren bis ins hohe Alter aktiv sein können. In ihrer Freizeit spielt der Kontakt zur Natur eine zunehmend größere Rolle, folglich sind Kontakte mit Zecken programmiert. Trotz dieser Aktivitäten und auch bei guter Gesundheit und Wohlbefinden nimmt die Effektivität des Immunsystems im höheren Alter ab. Die klinischen Verläufe einer FSME-Erkrankung gestalten sich deutlich schwerer (s.o.), es kommt häufiger zu Komplikationen, die Rehabilitation dauert länger und die Sterberate ist deutlich höher. Diese negativen Tendenzen beginnen bereits in der Altersgruppe ab 50 Jahre. Auch die notwendigen Antikörperkonzentrationen nach einer FSME-Schutzimpfung werden langsamer erreicht und bleiben niedriger als bei Jüngeren.

Ab einem Alter von 50 Jahren sind die klinischen Verläufe einer FSME-Erkrankung deutlich schwerer und komplikationsreicher.

Deshalb ist die FSME-Schutzimpfung für ältere Menschen noch wichtiger als für jüngere, die Impfabstände müssen noch genauer eingehalten werden. Es werden gegenwärtig kürzere Impfabstände bei Älteren diskutiert. Dem trägt die FSME-Impfempfehlung in Österreich Rechnung. Danach werden alle Personen bis zum 60. Lebensjahr nach abgeschlossener Grundimmunisierung alle 5 Jahre durch eine neue Impfung aufgefrischt, alle Personen über 60 Jahre aber alle 3 Jahre. Bei der Zulassung von Encepur Erwachsene® wird diese Zäsur bereits mit dem 49. Lebensjahr gesetzt.

Wie lange hält der Impfschutz an?

Der Impfschutz muss alle 3 – 5 Jahre aufgefrischt werden

Nach einer klinischen Erkrankung an FSME genießt man einen lebenslangen Schutz vor einer Zweitinfektion. Der durch die Impfung aufgebaute Schutz muss dagegen, trotz der hohen Qualität und Wirksamkeit der Impfstoffe, in Abständen von einigen Jahren immer wieder aufgefrischt werden. Die Abstände, in der Regel 3 bzw. 5 Jahre, sind nach den Angaben der Hersteller einzuhalten (s. S. 117f.). Bei jüngeren Erwachsenen mit einem normal funktionierenden Immunsystem ist der erzielte Schutz i.d.R. auch über 5 Jahre hinaus noch deutlich länger wirksam. Da man aber Schutz und Sicherheit für **alle** Impflinge garantieren will und die Intensität der Immunreaktion individuell unterschiedlich sein kann, wurden die genannten Fristen eingeführt. Es wird u.a. berücksichtigt, dass zu einem geringen Prozentsatz in der Bevölkerung sog. »Low Responder« vorhanden sind. Es handelt sich um Menschen, die unabhängig vom Alter auf eine Impfung mit einer geringeren Antikörperproduktion reagieren. Bei Einhaltung dieser Fristen ist garantiert, dass es zu keinen Impfdurchbrüchen kommen kann. Als Impfdurchbrüche bezeichnet man Erkrankungen, die trotz verabreichter Schutzimpfung nach Kontakt mit dem Erreger auftreten.

Zusätzliche FSME-Impfungen über die übliche Zahl der Injektionen für die Grundimmunisierung hinaus können notwendig werden, wenn eine Gelbfieber-Impfung oder eine Dengue-Virusinfektion vorangegangen ist. Diese Viren sind dem FSME-Virus so ähnlich, dass durch den FSME-Impfstoff zunächst Antikörper gegen die vorher mit dem Immunsystem in Kontakt geratenen Gelbfieber- oder Dengue-Viren induziert werden. Diese Notwendigkeit erkennt man durch Testung der durch die Impfung gebildeten Antikörperspiegel.

Bei einer nicht vollständigen Grundimmunisierung und bei der hohen Qualität der Impfstoffe gilt bei späterer Vervollständigung der Grundimmunisierung der Grundsatz, dass jede vorangegangene Injektion zählt.

Aktuellste Studien haben gezeigt, dass der erste vollständige Impfzyklus eine langanhaltende Immunität zur Folge hat. Unabhängig von Alter, früheren Auffrischungsimpfungen und Zeitintervallen nach der letzten Impfung wird durch eine einzelne Auffrischungsimpfung ein vollständiger Schutz erreicht.

Welche Impfreaktionen (unerwünschte Nebenwirkungen) sind zu erwarten?

Die gegenwärtig auf dem Markt befindlichen FSME-Impfstoffe sind gut wirksam und vor allem sicher. Es sind sog. Totimpfstoffe, d.h., es befinden sich vollständig abgetötete FSME-Viren als Antigen in ihnen. Es kann also niemals zu einer Virusvermehrung oder Erkrankung nach der Impfung kommen. Nach Applikation werden virusneutralisierende Antikörper gebildet, die zur Verfügung stehen, wenn durch einen Zeckenstich Wildviren in den Körper gelangen. Diese führen dann zur Bindung und biologischen Inaktivierung der Viren und zu ihrer Zerstörung durch das Immunsystem, bevor sie sich im Körper vermehren können. Bei einigen Impflingen kommt es zu Kopf- und Muskelschmerzen, Gelenkschmerzen, Müdigkeit, lokalem Schmerz an der Applikationsstelle und einem leichten Krankheitsgefühl, was aber i.d.R. innerhalb von 24 Stunden wieder verschwindet. Diese leichten Nebenwirkungen treten nach einer Veröffentlichung bei ca. 5% der Impflinge (FSME-Immun) bzw. 15% der Impflinge (Encepur) auf. Solche leichten Nebenwirkungen sind häufiger nach der ersten Impfstoffgabe zu beobachten als bei den folgenden. Schwerere Nebenwirkungen, die aber auch vollständig und ohne Restbeschwerden wieder ausheilen, werden im Durchschnitt in einem Fall bei ca. 1 Mio. verabreichter Impfdosen gesehen. Das ist ein Wert, der bei allen anderen Virustotimpfstoffen auch registriert wird und der nicht spezifisch für die FSME-Impfstoffe ist.

Umfangreiche klinische Studien vor der Zulassung der Impfstoffe und die inzwischen millionenfache Verabreichung in der Praxis haben die gute Verträglichkeit, auch bei der Anwendung bei Kindern, bewiesen.

Wie hoch ist der Impfschutz gegen FSME in der deutschen Bevölkerung?

Obwohl die verfügbaren Impfstoffe von hoher Qualität und Wirksamkeit sind, hat die Erkrankungshäufigkeit an FSME, wie auf S. 69f. dargestellt, in Deutschland in den letzten Jahren stark zugenommen. Trotzdem wird viel zu wenig geimpft, wie einer kürzlich veröffentlichten Studie zu entnehmen ist, was unverständlich und in den Risikogebieten oft auch grob fahrlässig ist. Für diese Studie wurden fast 45.000 Personen, die in FSME-Risikogebieten leben, nach ihrer Impfbeteiligung befragt und auch ihre Impfausweise kontrolliert. Nach dieser repräsentativen Studie besitzen gegenwärtig nur 12% der Bevölkerung Baden-Württembergs und nur 16% der Bevölkerung Bayerns einen vollständigen Impfschutz gegen FSME. Alle übrigen exponierten Personen in deutschen Risikogebieten liegen deutlich unter diesem Wert. Es sei daran erinnert, dass die österreichische Bevölkerung zu fast 90% durchgeimpft ist und die Zahl der Erkrankungen dadurch von jährlich ca. 600 auf nunmehr 60 – 70 heruntergedrückt werden konnte.

Die hier hinsichtlich der erfolgreichen Anwendung der FSME-Impfstoffe angeführten Daten, Fakten und Erfahrungen zeigen, dass die Auslassungen von Impfgegnern keine wissenschaftlich haltbaren Argumente beinhalten.

Durch die FSME-Schutzimpfung sind viele schwere Erkrankungen verhindert worden, und es müssen alle Anstrengungen durch die Gesundheitsbehörden unternommen werden, bei bestehender Impfindikation auch wirklich zu impfen. Dazu gehört vor allem die sachliche und fundierte Aufklärung der Bevölkerung und auch der Ärzteschaft.

»Zeckenimpfung«, gibt es das?

Die FSME-Schutzimpfung wird häufig fälschlicherweise als »Zeckenimpfung« oder auch »Zeckenschutzimpfung« bezeichnet. Bisher kann nur gegen die FSME geimpft werden, aber nicht gegen die Lyme-Borreliose und andere durch Zecken übertragene Krankheiten, und auch nicht gegen die Zecken selbst.

In der Tat wird aber gegenwärtig versucht, Impfstoffe gegen Zeckenstiche zu entwickeln, indem man Antikörper gegen bestimmte Eiweiße (Proteine) aus dem Speichel der Zecken gewinnt. Diese Proteine haben nichts mit eventuellen Krankheitserregern zu tun. Es ist begonnen worden, bestimmte Eiweiße aus dem Speichel der Zecken zu analysieren, mit molekularbiologischen Methoden anzureichern und gegen diese Eiweiße einen Impfstoff herzustellen. Wenn man diese Eiweiße verimpft, kann der Körper dagegen Antikörper produzieren. Sticht eine Zecke einen solchermaßen Geimpften, verbinden sich die Antikörper mit ihren Speicheleiweißen. Damit wird der Saugakt massiv gestört, denn die Zecke kann kein Blut mehr saugen. Dadurch können dann auch keine Krankheitserreger mehr übertragen werden. Dieses Verfahren hat in Tierversuchen und bei Haustieren (Weidetieren) schon gute Ergebnisse erzielt. Für eine Anwendung beim Menschen ist es noch viel zu früh, jedoch könnte diese »Impfung gegen Zeckenstiche« einen reizvollen Ansatz für die Lösung eines großen Problems darstellen.

Tabelle 1. Anzahl an Erkrankungen an Frühsommer-Meningoenzephalitis (FSME) in verschiedenen europäischen Ländern von 1980–2006

	aM** 1980–1984	aM 1990–1994	2001	2002	2003	2004	2005	2006*	aM 2001–2005
Albanien[1]	8	8	?	?	?	?	?		?
Österreich[2]	**384**	**116**	54	60	82	54	100	84	**70**
Kroatien	?	54	27	30	36	38	28		31
Tschechien	**245**	**425**	411	647	606	500	642	1028	**561**
Dänemark[3]	0	0	1	1	4	8	4		3
Estland	**44**	**122**	215	90	237	182	164	171	**177**
Finnland	5	16	33	38	16	31	17	18	27
Frankreich	3	3	0	2	6	7	0		3
Deutschland	**47**	**152**	253	226	278	274	431	540	**292**
Ungarn[4]	**300**	**260**	76	80	114	59	90		**83**
Italien	1	2	19	6	14	23	?		15
Lettland	**153**	**558**	303	153	365	251	142	170	**242**
Litauen	**20**	**104**	298	168	763	425	243	462	**379**
Norwegen	0	0	0	2	1	4	0	2	1
Polen	**19**	**90**	205	126	339	262	174	316	**221**
Russland	**2138**	**6099**	6339	5150	4770	4235	4551		**5009**
Slowakei	**41**	**33**	76	62	74	70	28		**62**
Slowenien	**160**	**275**	260	262	282	204	297	350	**261**
Schweden	**26**	**75**	128	105	105	160	130		**125**
Schweiz	**25**	**54**	107	53	116	131	207	259	**124**

[1] seit 1991 keine spezifische Diagnostik [2] >85% der Bevölkerung gegen FSME geimpft
[3] nur Insel Bornholm [4] Diagnostik reduziert * vorläufig ** arithmetisches Mittel

Schlusswort

Dieser Ratgeber hat dem interessierten Leser hoffentlich deutlich gemacht, dass die hier besprochenen blutsaugenden Spinnentiere, die allgemein Zecken genannt werden, die Ursache vieler und bedeutender Erkrankungen des Menschen und des Tieres sind. Die Zahlen dieser Erkrankungen sind in den letzten Jahren rasant angestiegen und dieser Prozess setzt sich beschleunigt fort. Die Gründe dafür wurden genannt, insbesondere der Zusammenhang mit der globalen Erwärmung hergestellt. Als sich Anfang Februar 2007, nach Veröffentlichung des Klimareports der UNO und der darin angedeuteten Folgen, die Medien in Deutschland überschlugen, waren Zeckenforscher deutlich weniger überrascht. Ihre Studienobjekte und die durch sie übertragenen Krankheiten hatten ihnen seit vielen Jahren bereits deutlich gezeigt, welche ökologischen Veränderungen im Gange sind.

Neben der Biologie der Zecken, den durch ihre biologische Aktivität ausgelösten Krankheitsbildern, der Diagnostik der Erkrankungen und vor allem ihrer Prophylaxe und Therapie wurden auch allgemeine Abwehrstrategien gegen Zeckenstiche aufgeführt. So wie die krankheitsauslösenden Erreger sehr unterschiedlich sind, ist auch ihre Bekämpfung und Behandlung nur durch differenziertes Herangehen effektiv. Es ist ein besonderes Anliegen dieses Ratgebers, dem Leser zu vermitteln, dass wir trotz dieser Bedrohung viele gute und erprobte Möglichkeiten und Strategien in der Hand haben, um das Risiko, welches von Zecken ausgeht, zu senken oder ganz auszuschalten. Das gestattet uns, ausgerüstet mit diesem Wissen, ohne Angst die Natur zu genießen, Pilze zu sammeln, zu joggen, spazieren zu gehen oder sich in anderer Weise an unserer schönen Umwelt zu erfreuen.

Anhang

Glossar

Abort – Fehlgeburt

Acrodermatitis chronica atrophicans – Papierhaut, zigarettenpapierartige Hautoberfläche in einem Spätstadium der Lyme-Borreliose

Adjuvans – chemische Substanz (z.B. in Impfstoffen), die die antigene Wirksamkeit fördert, d.h., die Antikörperspiegel höher steigen lässt als durch Präparate ohne Adjuvans.

Adultstadium – Erwachsenenstadium

Alimentäre FSME – durch orale Aufnahme virusinfizierter Milch oder von Milchprodukten (virämischer Weidetiere) induzierte FSME

Allergische Reaktion – krankhafte Überreaktion gegenüber speziellen Substanzen (Pollen, Nickel, andere Chemikalien, Inhaltsstoffe der Nahrung)

Anamnese – Krankengeschichte

Antibiotikum (Plural: -a) – Therapeutikum gegen Bakterien, das diese schädigt oder abtötet, ohne die Körperzellen wesentlich zu beeinträchtigen

Antigen – biologische Substanzen (hier: hauptsächlich Oberflächenproteine von Bakterien oder Viren), die vom Immunsystem als fremd erkannt werden und gegen die Antikörper gebildet werden

Antikörper – Eiweißkörper, meist im Blut und auf Schleimhäuten vorhanden, die vom Immunsystem gegen körperfremde Antigene gebildet werden. Stammen die Antigene von Krankheitserregern, können Letztere durch Bindung der Antikörper inaktiviert und damit unschädlich gemacht werden.

Antikörperspiegel – Konzentration von Antikörpern im Blut oder in anderen Körperflüssigkeiten

Antivirale Substanzen – gegen Viren wirkende Therapeutika; sind schwieriger zu entwickeln als Antibiotika, da die Vermehrung von Viren in Körperzellen durch Umsteuerung des Stoffwechsels dieser Zellen geschieht

Arthritis – Gelenkentzündung

Autochthone Erkrankung – Erkrankung, bei der die Infektion am Wohnort oder zumindest in der Nähe davon erfolgte, nicht aber weit davon entfernt auf einer Reise

Autoimmunerkrankung – Erkrankung, bei der das Immunsystem körpereigene Substanzen als fremd einstuft und attackiert

Bakterien – einzellige Mikroorganismen ohne echten Zellkern, Fortpflanzung meist durch Querteilung

Bakteriämie (Adjektiv: bakteriämisch) – Streuung von Bakterien über den Blutkreislauf

Bakteriologie – Lehre von den Bakterien

Biopsie, bioptische Materialien – Entnahme geringer Mengen von Gewebe zu Untersuchungszwecken, meist mit einer Hohlnadel

Biphasisches Milchfieber – Bezeichnung der FSME, wenn die Infektion alimentär durch Milch oder Milchprodukte erfolgte

Bluttransfusion – Übertragung von Blut

Chitin – ein stickstoffhaltiges Polysaccharid, Hauptbestandteil der Körperhülle (Cuticula) von Zecken, Milben, Insekten und anderen Gliederfüßlern (Arthropoden); kann harte, aber auch sehr flexible Strukturen bilden, je nach Einlagerung von mineralischen Stoffen

Chronischer Verlauf (einer Erkrankung) – Spätstadien von Krankheiten, die dauerhaft fortbestehen und therapeutisch nur schwer oder nicht mehr beeinflussbar sind

DDT – Dichlordiphenyltrichlorethan, Substanz mit insektizider Wirkung, Einsatz ökologisch und toxikologisch sehr problematisch

Disseminiert – verstreut

DNS – Desoxyribonukleinsäure, Träger der genetischen Information

Ektoparasit – außen am Körper angesiedelter Schmarotzer, im Gegensatz zum Endoparasiten, der im Körperinneren schmarotzt

ELISA – **E**nzym-**L**inked-**I**mmunosorbent-**A**ssay – universell einsetzbarer Immuntest zum Nachweis spezifischer Antikörper

Enzephalitis – Entzündung (Infektion) der Hirngewebe

Enzym – biologische Substanz, die biologische bzw. chemische Reaktionen fördert, beschleunigt oder überhaupt erst ermöglicht

Enzymimmuntest – siehe u.a. ELISA

Epidemiologie – Lehre von den Gesetzmäßigkeiten des Auftretens von infektiösen (und nicht infektiösen) Erkrankungen

Erregernachweis – direkter Nachweis eines Krankheitserregers (Virus, Bakterium, Parasit) im Körper bzw. in klinischen Materialien

Erregerreservoir – Sammelbecken, Herkunftsort von Krankheitskeimen; hier meist der Wirtsorganismus, in dem sich die betreffenden Erreger befinden und vermehren und von dem aus sie verbreitet werden

Erythema migrans – Wanderröte; großflächige, i.d.R. schmerz- und reizlose Hauterscheinung, Leitsymptom einer Lyme-Borreliose

Genospezies – aufgrund von molekularbiologischen (und anderen) Daten vorgenommene artgemäße Unterteilung von Erregern, hier z.B. des *Borrelia burgdorferi* sensu lato-Komplexes

Gesogene Zecke – Zecke nach Vollendung einer Blutmahlzeit

Granulozyt – weißes Blutkörperchen, das neben Lymphozyten und Monozyten existiert und zur Phagozytose (Fresszelle) befähigt ist

Grundimmunisierung – Impfzyklus, der zunächst eine gut wirksame Ausstattung mit Antikörpern hervorruft; muss in der Regel in geeigneten Abständen durch eine weitere Immunisierung aufgefrischt werden (Auffrischimmunisierung, Boosterimmunisierung)

Habitat – natürlicher Stand- bzw. Fundort, wo eine Art anzutreffen ist

Haller'sches Organ – paarig angelegtes, hochkomplexes Sinnesorgan bei Zecken auf dem ersten Beinpaar, mit dem z.B. chemische, Temperatur- und Erschütterungsreize aufgenommen werden; dient der Wirtserkennung und -findung

Hämorrhagisches Fieber – Infektionskrankheit, oft virusbedingt, die u.a. zu einer Schädigung der Gefäßwände führt, was eine hohe Blutungsneigung (in die Haut, Schleimhäute, Organe etc.) hervorruft

Humanpathogen – den Menschen krankmachend

IgG-Antikörper – nach den IgM-Antikörpern produzierte Antikörper, die lange Zeit – meist Jahre oder lebenslang – erhalten bleiben; sind häufig auch schützende Antikörper

IgM-Antikörper – früh nach Infektionsbeginn produzierte Antikörper, die nach einigen Wochen oder Monaten i.d.R. wieder verschwinden. Stellen einen guten Indikator für eine beginnende oder gerade ablaufende Infektion dar.

Immunität – spezifische Schutzwirkung gegen einen Krankheitserreger, die durch einen früheren Kontakt mit dem gleichen Erreger oder durch Impfung hervorgerufen wurde

Immunprophylaxe – Impfstoffanwendung

Immunsuppression – Unterdrückung der Immunität, z.B. durch bestimmte Medikamente (Immunsuppressiva)

Impfreaktion – Nebenwirkung nach Impfstoffanwendung, die sich in Rötung, Schwellung, Druckschmerz an der Applikationsstelle, kurzzeitiger geringer Erhöhung der Körpertemperatur, Abgeschlagenheit und/oder Kopfschmerz äußern kann. Nebenwirkungen entstehen durch die Auseinandersetzung des Immunsystems mit dem Impfstoffantigen oder Zusatzstoffen im Impfstoff.

Impfstoffe – bestehen aus abgetöteten Erregern oder Teilen von ihnen, ungiftig gemachten Giften von Erregern oder auch aus lebenden Mikroorganismen, deren krankmachende Wirkung eliminiert wurde. Sie werden gespritzt, inhaliert oder geschluckt, um spezifische Antikörper zu erzeugen. Diese sind dann sofort verfügbar, wenn ein pathogener Keim eindringt und machen ihn unschädlich, bevor er seine krankmachende Wirkung entfalten kann.

Indikationsimpfung – Impfung, die (nur) unter besonderen Umständen (der Indikation) gegeben wird

Inkubationszeit – Zeit zwischen Eindringen der Erreger und den ersten klinischen Reaktionen (Krankheitszeichen)

Intrazellulär – innerhalb der Zelle

Inzision – kleiner Einschnitt

Karditis – Herzentzündung

Kausal – ursächlich

Kompartiment – ein morphologisch und funktionell eindeutig zu definierender Teil eines (hier: biologischen) Ganzen

Komplementsystem – System (Komplementkaskade) biologisch aktiver Proteine, deren Aktivität sich hauptsächlich gegen Membranen richtet

Kultureller Erregernachweis – Nachweis von Erregern durch Anzüchtung in Zellkulturen (Viren) oder auf Nährböden (Bakterien), Färbung und Identifizierung

Larve – aus dem Ei geschlüpftes erstes bewegliches Entwicklungsstadium einer Zecke, stets charakterisiert durch den Besitz dreier Beinpaare

Leptospiren – schraubenförmige Bakterien

Letalität – Angabe, wie oft eine Krankheit prozentual bei Erkrankten zum Tode führt

Liquor (L. cerebrospinalis) – Hirn-, Rückenmarksflüssigkeit

Liquor-Serum-Index – es werden ein Liquor- und Serum-Paar vom selben Tag auf Antikörper getestet, um zu erkennen, ob im Liquor eine eigenständige Antikörpersynthese erfolgt (z.B. bei Neuroborreliose)

Lokalinfektion – Erreger bleiben an einem Infektionsort und entfalten dort ihre krankmachende Wirkung

Low Responder – immunologisch gering reaktiver Organismus (z.B. auf eine Impfstoffapplikation)

Lues (Syphilis) – Geschlechtskrankheit, die verschiedene Organe befällt, hervorgerufen durch ein schraubenförmiges Bakterium *(Treponema pallidum)*, das äußerlich Ähnlichkeit mit Borrelien hat

Lymphe – Flüssigkeit, die zwischen Blut und Gewebe vermittelt

Lymphknoten – zu den lymphatischen Organen gehörende bohnen- bis erbsenförmige Körper

Lymphozyten – weiße Blutkörperchen, die Antikörper produzieren können oder eine spezifische zelluläre Immunität erzeugen

Lymphozytentransformationstest (LTT) – Testverfahren zum Nachweis einer Aktivierung bestimmter weißer Blutkörperchen, die sich an einen früheren Kontakt mit bestimmten (Erreger-)Eiweißen erinnern können.

Lymphozytom – rötlich-bläulicher Knoten z.B. am Ohrläppchen oder der Mamille, gefüllt mit Lymphozyten und Borrelien

Malaria – vorwiegend tropische Infektionskrankheit, hervorgerufen durch einzellige Parasiten (Plasmodien), die sich in roten Blutkörperchen (Erythrozyten) vermehren und Fieberschübe in charakteristischen zeitlichen Abständen erzeugen

Mamille – Brustwarze

Meningitis – Hirnhautentzündung

Mikrochip-Verfahren – modernes diagnostisches Verfahren in extremer Miniaturisierung; auf einem Träger (Chip) werden kleinste Mengen von Antigenen oder Antikörpern platziert und zu einer Nachweisreaktion gebracht, i.d.R. maschinell auswertbar

Monozyt – Makrophage (Fresszelle) im Blut, bildet auch wichtige Stoffe für die Steuerung des Immunsystems

Morula – Maulbeere, charakteristische Zellform, z.B. bei einer Babesieninfektion

Myelitis – Entzündung des verlängerten Rückenmarks

Nematoden – Fadenwürmer

Normalflora, normale Keimflora – Auskleidung von z.B. Schleimhäuten (Darm) mit apathogenen Bakterien, die eine Ansiedlung von pathogenen Keimen verzögern, verhindern oder unterdrücken können. Diese Normalflora wird bei einer Antibiotikatherapie gegen pathogene Keime, die an einem anderen Ort sitzen, mit zerstört, was zu den Nebenwirkungen einer Antibiotikatherapie gehört

Nukleinsäure – Erbsubstanz

Nymphe – achtbeiniges juveniles Entwicklungsstadium von Zecken, folgt auf das Larvenstadium

Paarweiser Antikörpertest – Entnahme zweier Sera, zu einem sehr frühen und einem späteren Zeitpunkt (z.B. 4 – 6 Wochen nach) einer Infektionskrankheit. Beide Proben werden zeitgleich untersucht, um Hinweise auf eine bestehende Erkrankung zu gewinnen (Entwicklung der Antikörperkonzentration)

Paralyse – vollständige Lähmung, z.B. eines Beines

Passive Immunisierung – bei Verdacht auf eine beginnende Infektionskrankheit in der frühen Inkubationszeit werden vorgefertigte (möglichst gereinigte) Antikörper gespritzt, um den Ausbruch der Erkrankung zu verhindern.

Pathogenese – Entstehungsweise krankhafter Prozesse

PCR – (engl. Polymerase-chain-reaction) Polymerase-Kettenreaktion, molekularbiologische Technik, bei der Teile der Nukleinsäure des zu identifizierenden Erregers so lange identisch redupliziert werden, bis sie in einem Elektrophorese-Gel aufgetrennt und sichtbar gemacht werden können

Plazenta – Mutterkuchen

Plötzlicher Kindstod – plötzliches Versterben ohne erkennbaren Grund, Ursachen weitgehend unklar

Prävalenz – Anteil Erkrankter; hier auch: Prozentsatz infizierter Zecken in einer Zeckenpopulation

Prophylaxe, allgemeine und spezielle – Vorsorge vor Erkrankungen; allgemeine P.: hier z.B. Abwehr von Zeckenstichen oder allgemeine Gesundheitsvorsorge; spezielle P.: spezifische Schutzimpfung

Rekonvaleszenz – Erholungsphase bis zur vollständigen Gesundung nach überstandener Krankheit

Repellent – zecken- und/oder insektenabwehrendes Mittel

Resistenz – Unwirksamkeit (von Antibiotika) durch Abwehrmechanismen der Bakterien; auch unspezifische, angeborene Abwehr von Mikroorganismen im Gegensatz zur Immunität

Rezidiv – Rückfall

Risikogebiet (der FSME) – Landkreise, in denen mindestens 5 FSME-Erkrankungen in einer 5-Jahresperiode der letzten 20 Jahre entstanden sind oder 2 Erkrankungen in einem Jahr.

RNS – Ribonukleinsäure

Saccharosedichtegradient – Verfahren, um z.B. Viren oder Proteine aus komplexen Lösungen abzutrennen

Sepsis – Blutvergiftung, Streuung von Erregern über den Blutkreislauf in viele Organe, sehr schweres Krankheitsbild mit hoher Letalität

Sequenzierung – Bestimmung der Abfolge der einzelnen Bausteine (Basen) der Nukleinsäuren

Serodiagnostik – Erregerdiagnostik auf indirektem Weg über die Antikörperbestimmung im Blut (Serum)

Serologie – Antikörperbestimmung im Blut (Serum)

Seropositivität – höhere Antikörperkonzentration im Blut (Serum), die beweist, dass ein Kontakt mit einem bestimmten Erreger stattgefunden hat

Spirochäten – Schraubenbakterien

Spontanheilung – Heilung einer Erkrankung ohne ärztliche Behandlung

Subklinische Infektion – Infektionskrankheit ohne bemerkbare Krankheitssymptome, die aber i.d.R. zur Antikörperproduktion führt und oft auch mit einem erworbenen Schutz einhergeht

Syphilis – Lues (s. dort)

Totimpfstoff – Impfstoff aus abgetöteten Erregern, Gegensatz zu Lebendimpfstoff

Vektoren – Überträger von Krankheitserregern auf Wirte (Tiere, Menschen); Vektoren können Insekten, Zecken oder Milben sein; auch unbelebte Vektoren kommen vor (Abwasser, Stäube)

Virämie (Adjektiv: virämisch) – Streuung von Viren über den Blutkreislauf

Viren – kleinste Mikroorganismen, die sich nur durch Vermehrung in lebenden Körperzellen ausbreiten können, was gleichzeitig ihre krankmachenden Eigenschaften charakterisiert

Virologie – Lehre von den Viren

Virulenz – Maß der krankmachenden Eigenschaften eines Erregers gegenüber einem bestimmten Wirt

Virusreservoir – Lebewesen, die Viren beherbergen bzw. vermehren und von denen für andere (Tiere, Menschen) ein Infektionsrisiko ausgeht

Western-Blot – (syn.: Immunoblot) bezeichnet den Transfer von Proteinen auf eine Trägermembran, wo sie anschließend nachgewiesen werden können. Anwendung findet der Western-Blot in der molekularbiologischen Forschung und in der Diagnostik

Wirt – Organismus, der einem anderen (Mikro-)Organismus als Träger, Nahrung bzw. Ort der Vermehrung dient

Zellkultur – In-vitro-Verfahren, bei dem Zellen im Reagenzglas (und nicht in einem lebenden Körper) kultiviert werden

ZNS – Zentrales Nervensystem

Zoonosen – auf den Menschen übertragbare, natürlicherweise bei Wirbeltieren vorkommende Krankheiten und Infektionen

Adressen

Nationale Referenzlaboratorien

Nationales Referenzzentrum für Borrelien
Max-von-Pettenkofer-Institut
LMU München
Pettenkoferstraße 9a
80336 München
089 5160 5231
http://nrz-borrelien.lmu.de

Nationales Referenzlabor für
durch Zecken übertragene Krankheiten
Friedrich-Loeffler-Institut Jena
Naumburger Straße 96a
07743 Jena
03641 804 248
http://fli.bund.de

Borreliose-Selbsthilfegruppen Deutschland

Borreliose Bund Deutschland e.V.
Bundesgeschäftsstelle
Große Straße 205
21075 Hamburg
040 790 57 88
www.borreliosebund.de

Der Borreliose Bund Deutschland e.V. vermittelt auch Kontakte zu den lokalen Selbsthilfegruppen.

Österreich

Selbsthilfegruppe Zeckenopfer
Kaiserstraße 71/1/3/7
1070 Wien
Tel: 01 522 70 70
www.zecken.or.at

Schweiz

Lyme-Borreliose SHG Schweiz
Witikoner Straße 335
8053 Zürich
Tel: 01 382 16 50

Meldepflichten

Die Lyme-Borreliose ist nach Infektionsschutzgesetz von 2001 nicht meldepflichtig. Die fünf östlichen Bundesländer Mecklenburg-Vorpommern, Brandenburg, Thüringen, Sachsen und Sachsen-Anhalt haben sich zu einem freiwilligen Meldesystem verpflichtet, weshalb wir von dort bessere Daten als die Schätzungen aus dem übrigen Deutschland haben.

Erkrankungsfälle an FSME sind seit 2001 laut Infektionsschutzgesetz meldepflichtig.

Forschung, Wissenschaft, Kongresse und Datenaustausch

Wie aus den vorliegenden Texten hervorgeht, handelt es sich bei den durch Zecken übertragenen Krankheiten um wichtige und immer wichtiger werdende Erkrankungen mit großer gesundheitlicher und volkswirtschaftlicher Bedeutung. Um sie zu bekämpfen, muss die internationale Gemeinschaft aller Wissenschaftler, die auf diesem Gebiet forscht und entwickelt, ihre Forschungsergebnisse austauschen.

Seit 1983 findet deshalb in 2–3-jährigen Abständen eine **Internationale Konferenz für Lyme-Borreliose und andere durch Zecken übertragene Krankheiten** statt, die abwechselnd in den USA und Europa durchgeführt wird. Auf diesen Konferenzen werden die jeweils neuesten Forschungsergebnisse aus allen Gebieten dieser Erkrankung bzw. ihres Erregers ausgetauscht und diskutiert. Die beiden letzten Konferenzen dieser Art fanden 2002 in New York und 2005 in Wien statt.

Seit 1990 wurde meist in 2-ährigen Abständen das **Internationale Potsdam Symposium für durch Zecken übertragene Krankheiten (IPS)** in Potsdam und Berlin durchgeführt, das durch die Verlagerung des Nationalen Referenzlabors für durch Zecken übertragene Krankheiten in das Friedrich-Loeffler-Institut in Jena in **Internationales Jena Symposium für durch Zecken übertragene Krankheiten** (http://www.ijstd-ips.fli.bund.de/) umbenannt wurde. Bei dieser Tagung werden alle Aspekte der durch Zecken übertragenen Krankheiten diskutiert. Das 8. Treffen 2005 verhandelte als Haupttagesordnungspunkt »Risiko« und das 9. Treffen im März 2007 hat den Schwerpunkt »Klimawandel und durch Zecken übertragene Krankheiten« gesetzt.

Die Tagungsergebnisse werden regelmäßig veröffentlicht. Inzwischen liegen sieben Bände vor (seit 1997 in Englisch), die zu einem geringen Teil noch abgegeben werden können.

Weiterführende Literatur

Hassler, D.: Phasengerechte Therapie der Lyme-Borreliose. Chemotherapie Journal 15, 106–111, 2006

Kaiser, R., Kaatz, M., Oelzner, P.: Lyme-Borreliose – Klinik und Therapie. Ärztebl. Thüringen 17, 263–268, 2006

Kimmig, P., Hassler, D., Braun, R.: Zecken – Kleiner Stich mit bösen Folgen. Ratgeber Ehrenwirt, 3. Auflage 2001

Oschmann, P., Kraiczy, P., Halperin, J., Brade, V.: Lyme Borreliosis and Tick-borne Encephalitis. Uni-Med Verlag AG 1999

Peters, R.: Zecken und Zeckenerkrankungen. Borreliose Bund Deutschland e.V. Selbstverlag, 2006

Pfister, H.-W., Rupprecht, T.A.: Clinical aspects of neuroborreliosis and post-Lyme disease syndrome in adult patients. Int. J. Med. Microbiol. 296, S1, 11–16, 2006

Satz, N.: Klinik der Lyme-Borreliose. Verlag Hans Huber Bern – Göttingen – Toronto – Seattle, 2. Auflage 2002

Satz, N.: Frühsommer-Meningoenzephalitis (FSME). Verlag Hans Huber Bern – Göttingen – Toronto – Seattle, 1. Auflage 2006

Stiftung Warentest: Bissige Biester. Test 4/2001, 44–49

Süss, J.; Epidemiology and ecology of TBE relevant to the production of effective vaccines. Vaccine 21:S1/19–S1/35, 2003

Süss, J., Schrader, Ch.: Durch Zecken übertragene humanpathogene und bisher als apathogen geltende Mikroorganismen in Europa. Teil I: Zecken und Viren. Bundesgesundheitsbl. – Gesundheitsforsch. – Gesundheitsschutz 47: 392–404, 2004

Süss, J., Fingerle, V., Hunfeld, K-P., Schrader, C., Wilske, B.: Durch Zecken übertragene humanpathogene und bisher als apathogen geltende Mikroorganismen in Europa. Teil II: : Bakterien, Parasiten und Mischinfektionen. Bundesgesundheitsbl. – Gesundheitsforsch. – Gesundheitsschutz 47: 470–486, 2004

Süss, J., Kahl, O., Kimmig, P.: Proceedings of the VII International Potsdam Symposium on Tick-borne Diseases (IPS VII). Int. J. Med. Microbiol. 293, Suppl. 37: 1–198, 2004

Süss, J., Klaus, Ch., Kahl, O.: Proceedings of the VIII International Potsdam Symposium on Tick-borne Diseases (IPS VIII). Int. J. Med. Microbiol. 296, Suppl. 40: 1–316, 2006

Bildnachweis

Ärzteblatt Thüringen: S. 37, 38
Baxter AG: S. 115
Hans Dautel: S. 28, 30, 32 (oben), 107
Wolfgang Maginot: S. 32 (unten), 33, 105, 110, 112
Jochen Süss: S. 14, 24
www.zecken.de: S. 16, 18, 19, 22, 25, 26, 34, 55, 63, 70, 72, 87, 109

Zum Autor

Priv.-Doz. Dr. rer. nat. habil. Jochen Süss, Dir. u. Prof. am Friedrich-Loeffler-Institut in Jena, wurde 1947 in Altenburg/Thüringen geboren. Er ist Mikrobiologe und leitet das Nationale Referenzlabor für durch Zecken übertragene Krankheiten im Friedrich-Loeffler-Institut in Jena. J.S. ist Fachbiologe in der Medizin, Spezialist für virale Zoonosen (FSME, Tollwut, Grippe [Influenza] etc.) und Autor zahlreicher Fachbeiträge, Forschungsberichte, Vorträge und Monographien zu diesen Arbeitsgebieten.

Danksagung: Dem Heinrich Hugendubel Verlag sei herzlich gedankt für die Idee zu diesem Buch, besonders herzlich aber Frau Birgit Sander für die kompetente und freundliche Zusammenarbeit. Herr PD Dr. Olaf Kahl, Berlin, hat das Buch sehr gründlich lektoriert, Unklarheiten ausgemerzt und die Verständlichkeit für den Leser deutlich erhöht. Sehr herzlich bedanke ich mich auch bei meinem Kollegen Dr. rer. nat. Hans Dautel, Insectservices, Berlin, für die uneigennützige Übergabe wertvoller Originalfotos. Frau Dr. med. Gabriele Barthels, Saalfeld, danke ich sehr für die stetige Begleitung, viele Ermutigungen, Korrekturen, kritische Hinweise und Änderungen von Sichtweisen. Meinem Kollegen Wolfgang Maginot (FLI Jena) bin ich für die Unterstützung bei der Bildbearbeitung und der Anfertigung von Dokumentationen über unsere Arbeit zu Dank verpflichtet, ebenso meinem Kollegen Günther Friedman-Marohn (BfR Berlin).

Register

Acrodermatitis chronica atrophicans (Papierhaut) 38, 40f., 126
Alimentäre FSME 74ff., 78, 80, 84, 126
Allergie 29, 31
Amblyomma 32, 59
Anaplasmen, Anaplasma 28, 58, 92, 99
Anaplasma phagocytophilum 58, 92, 99
Anaplasmose 58, 99
Argas 16, 29, 31
Argas reflexus (Taubenzecke) 16, 28f., 31
Arthritis 36, 39, 41, 127
Asien 13, 36, 51, 53, 82, 89
Auffrischimpfung 117f.
Auwaldzecke (Dermacentor reticulatus) 30, 99

Babesia 13, 28, 30, 91, 99, 131
Babesia canis 30, 99
Babesia microti 91
Babesiose 91, 99
Baden-Württemberg 69, 71, 90, 122
Bakteriämie 38, 127
Bannwarth-Syndrom 38
Bayern 69, 71, 86, 122
Bekämpfung von Zecken 102, 106
Borrelia, Borrelien 12, 17, 19, 27, 29, 31, 34ff., 40f., 43f., 46, 49ff., 53ff., 85f., 92, 95ff., 104, 111, 128, 131, 135
Borrelia afzelii 36, 41, 54, 96
Borrelia burgdorferi sensu lato (s. l.) 27, 35, 54, 128
Borrelia burgdorferi sensu stricto (s. s.) 36, 41, 54, 96f.
Borrelia garinii 36, 54, 96
Borrelia lusitaniae 36
Borrelia spielmanii 36
Borrelia valaisiana 36
Brandenburg 52, 69, 71, 136
Braune Hundezecke (Rhipicephalus sanguineus) 30

China 53, 82
Coxiella burnetii 30, 60, 100
Cuticula 16, 20, 127

DDR 69, 102
DDT 102, 127
Dermacentor 30, 60f., 90
Dermacentor andersoni 90
Dermacentor marginatus (Schafzecke) 30
Dermacentor reticulatus (Auwaldzecke) 30, 99
Deutschland 9, 23, 30, 38, 52, 55, 58f., 61ff., 69, 71, 74f., 85f., 90, 92, 94, 96, 99, 122, 135, 136f.

Ehrlichien, Ehrlichia 28, 58f., 92
Eichhörnchen 17, 19

Encepur Erwachsene 116ff., 121
Encepur Kinder 116, 118, 121
Entwicklungszyklus 17f.
Erythema migrans (Wanderröte) 35ff., 42f., 45, 47, 55, 95, 111, 113, 128
Europa 9, 12ff., 20, 22, 29, 30ff., 35f., 38ff., 51ff., 58ff., 63f., 66, 71, 74, 81f., 88f., 96, 136, 138

Feuchteansprüche 18
Flaggmethode 33, 103
Flaviviren 63
Fleckfieber (Flecktyphus) 59f.
Frühsommer-Meningoenzephalitis (FSME) 1, 3, 6ff., 13, 16f., 19, 23, 27, 29, 50, 52, 54, 63ff., 71, 73ff., 89f., 92ff., 97ff., 104, 111ff., 116ff., 124, 126f., 133, 136f., 139
FSME-IMMUN Erwachsene 116
FSME-IMMUN Junior 116, 118
FSME-Risikogebiete 69, 74, 77, 79, 83, 85, 111

Garten 33, 102, 104, 114
Gemeiner Holzbock (Ixodes ricinus) 9, 11f., 14ff., 18ff., 27, 29, 31, 59, 75ff., 79, 87f., 93, 99, 102f., 106, 111
Grundimmunisierung 117ff., 128

Haemaphysalis 30, 60, 89
Haller'sches Organ 129
Hessen 23, 69, 73
HGA (Humane Granulozytäre Anaplasmose) 58
Hirnhautentzündung (Meningitis) 64f., 131
Hund 7, 95ff., 114
Hunde-Babesiose 30, 99
Hyalomma 89

Igel 17, 19, 106
Igelzecke (Ixodes hexagonus) 29
Infektionsschutzgesetz 66, 69, 136
Insekten 6, 12, 19, 33, 56, 106, 127, 134
Inzidenz 52, 76
Ixodes 5, 9, 15f., 23ff., 29f., 35, 52f., 61, 77, 91
Ixodes pacificus 29, 53
Ixodes persulcatus (Taigazecke) 23, 29, 52, 77
Ixodes ricinus (gemeiner Holzbock) 5, 9, 15f., 24, 52f.
Ixodes scapularis 29, 53

Japan 82

Kanada 52, 82
Kaninchen 100
Karditis 38, 130
Katze 95
Kleiderläuse 59
Kleinsäuger 19, 105
Klima 17, 93, 103f., 137
Knöpfchenfieber 31
Körperhülle 15f., 20, 127
Körpermasse 15, 20

Larve 13, 16ff., 20, 31, 53, 85f., 130
Laubstreu 17, 20f., 24, 32, 103
Lederzecken (Argasidae) 5, 13, 15f., 19, 21, 23, 31
Leitsymptom 35, 37, 89, 128

Leptospiren 41, 130
Liquor 42ff., 58, 68, 130
Lyme-Arthritis 41
Lyme-Borrelien 5f., 12, 29, 31, 34, 41, 43f., 46, 49, 50f., 53, 56f., 86, 92, 95ff., 104, 111ff.
Lyme-Borreliose 5, 7, 9, 13, 28f., 34f., 37ff., 45ff., 55ff., 67f., 95f., 104, 111, 113, 123, 126, 128, 135ff.
Lyme Disease 29, 36, 137
LYMErix 51
Lymphadenopathie 59
Lymphe 12, 25, 131
Lymphozytom 37, 40f., 131

Mecklenburg-Vorpommern 23, 52, 69, 71, 136
Meldepflicht 52, 69
Meningitis (Hirnhautentzündung) 38, 65f., 131
Meningoenzephalitis 6f., 9, 13, 63, 65, 67, 69, 71, 73, 75, 77, 79, 81, 83, 85, 97, 124, 137
Milch 61, 63f., 74f., 80, 89, 94, 126f.
Mitteldarm 17
Mitteleuropa 9, 12, 20, 22, 29, 30ff., 36, 38f., 52, 64, 112
Mittelmeerfleckfieber 60
Mongolei 53, 82
Myelitis 65f., 132

Neuroborreliose 38, 43ff., 96, 130
Niedersachsen 23, 71, 73
Nordamerika 12, 28f., 36, 40f., 51ff., 55
Nymphe 13f., 16ff., 20, 53, 85f., 106, 132

Oberflächenproteine 36, 50, 126
Ornithodoros 31f.
OspA 50f.
OspC 50f.

Papierhaut (Acrodermatitis chronica atrophicans) 38, 126
Park 75, 103, 104
PCR (Polymerase-Kettenreaktion) 43, 58, 62, 67, 8f., 132
Permethrin 108
Pferd 7, 95f., 98
Post-Lyme-Disease-Syndrom (PLD-Syndrom) 3f.
Prävalenz 53, 86, 132

Q-Fieber 6f., 60f., 100

Reh 19, 83, 100, 105
Repellents 7, 10, 107f.
Reptilien 19
Rhipicephalus 30, 60
Rhipicephalus sanguineus (Braune Hundezecke) 30
Rickettsia, Rickettsien 31, 59f.
Rickettsia conorii 31, 60
Rickettsia prowazekii 59
Rickettsia rickettsii 60
Rickettsia slovaca 59
Rind 95f.
Rocky Mountain Spotted Fever 60
Rückenmarksflüssigkeit 42ff., 58, 68, 130
Rückfallfieber 31, 41f.
Russland 29, 52, 71, 74, 78f., 82, 90, 124

Sachsen 52, 69, 71, 136
Sachsen-Anhalt 52, 71, 136

Schaf 49f., 61, 92, 95, 102, 134
Schafzecke (Dermacentor marginatus) 30
Schildzecken (Ixodidae) 5, 13, 15, 17, 19, 21, 23, 25, 27, 29ff. 52f., 89f., 106, 110
Schleswig-Holstein 23
Schnellimmunisierung 118
Serologie 43, 62, 67, 133
Speicheldrüsen 15ff., 27, 51, 87
Spirochäten 12, 28, 34, 41, 133
Stechfliegen 56
Stechmücken 24f., 107
Stichkanal 25ff., 109, 110
Syphilis 34, 41, 44, 48, 131, 134

Taigazecke (Ixodes persulcatus) 23f., 29, 52, 59, 75, 77, 79
Taubenzecke (Argas reflexus) 28
Thüringen 23, 37f., 52, 69, 136, 137, 139

USA 29, 41, 51f., 57, 59, 82, 90, 92, 105, 136

Vektoren 53, 59, 134
Virämie 134
Virustyp 77
Vögel 19, 104, 106

Wanderröte (Erythema migrans) 37
Wirte 16f., 29, 32, 94f., 102, 134

Zeckenzement 25
Ziege 60, 64, 80, 95, 100
Zoonose 61, 63
Zootiere 96